# 中医博士教您

# 自配药酒

魏陵博 编著

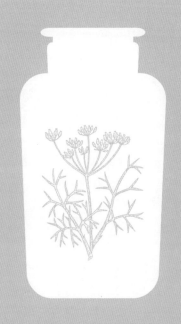

青岛出版社
QINGDAO PUBLISHING HOUSE

图书在版编目（CIP）数据

中医博士教您自配药酒 / 魏陵博编著 . -- 青岛：
青岛出版社 , 2020.10

ISBN 978-7-5552-9557-0

Ⅰ . ①中… Ⅱ . ①魏… Ⅲ . ①药酒 – 验方 Ⅳ .
① R289.5

中国版本图书馆 CIP 数据核字 (2020) 第 181678 号

| | | |
|---|---|---|
| 书　　名 | 中医博士教您自配药酒<br>ZHONGYI BOSHI JIAONIN ZIPEI YAOJIU | |
| 作　　者 | 魏陵博 | |
| 出版发行 | 青岛出版社 | |
| 社　　址 | 青岛市海尔路182号（266061） | |
| 本社网址 | http：//www.qdpub.com | |
| 邮购电话 | 0532-68068091 | |
| 策划编辑 | 刘晓艳 | |
| 责任编辑 | 袁　贞 | |
| 封面设计 | 光合时代 | |
| 摄　　影 | 张　泉 | |
| 制　　版 | 青岛乐喜力科技发展有限公司 | |
| 印　　刷 | 青岛乐喜力科技发展有限公司 | |
| 出版日期 | 2020年10月第1版　2020年10月第1次印刷 | |
| 开　　本 | 16开（170mm×240mm） | |
| 印　　张 | 8.5 | |
| 字　　数 | 100千 | |
| 图　　数 | 150幅 | |
| 书　　号 | ISBN 978-7-5552-9557-0 | |
| 定　　价 | 45.00元 | |

编校印装质量、盗版监督服务电话：4006532017　0532-68068638

# 目录

# 第 3 章　养生治病的煮酒方

# 第 4 章　温补类药酒方

# 第 5 章　养血补精类药酒

# 第 6 章　舒筋活血类药酒

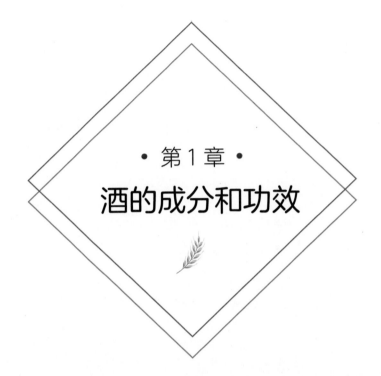

· 第 1 章 ·

# 酒的成分和功效

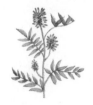

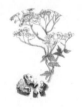

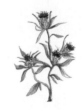

# 第1节
# 酒的由来

我国的饮酒习俗可以追溯到公元前5000年的仰韶文化时期，而且古人很早就将酒作为药用。在甲骨文和金文里已经有了"酒"字，不过"酒"字不从水，而是写成"酉"字，属于象形文字，象酒坛形。《战国策》记载："昔者帝女令仪狄作酒而美，进之禹，禹饮而甘之。"《尚书》中记载"若作酒醴，尔惟曲糵"，曲糵，就是指当时酿酒用的酒曲。从这些记载中看，我国古人很早就掌握了酿酒技术。

其实，酒的起源经历了一个从自然成酒到人工酿酒的过程。含糖量高的食物，如水果、蜂蜜等，很容易在自然界中酵母菌的作用下产生酒。所以，学者们一般认为，最早的酒应该是人们采集的野果在适宜条件下自然发酵而成的。当然，以采集和狩猎为生的古人同样有机会得到自然发酵的乳酒。这果酒和乳酒都是人类意外得到的天然酒。

新石器时代，农业出现之后，人类有了多余的粮食。由于储藏方法原始，谷物在储藏过程中很容易发芽、霉变，而这些发芽、霉变的谷物就形成了天然的曲蘖。后来，人类经过反复尝试后，掌握了利用曲蘖酿酒的方法。

我们现在常喝的白酒，属于蒸馏酒。关于蒸馏酒的起源，学术界观点不一，有认为起源于汉代的，也有认为起源于唐代的，还有认为起源于元代、宋代的。李时珍在《本草纲目》中提到"烧酒非古法也，自元时始创其法"；而很多学者在历史文献中找到了唐代已有烧酒的证据；又有考古学家找到东汉已有蒸馏器的证据。不管怎样，可以明确的是，我国古代人民很早就掌握了蒸馏酒的制造工艺。

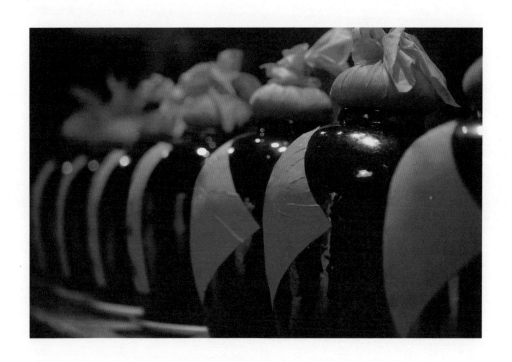

# 第2节
# 常见酒类的主要成分

现代人常饮用的酒有白酒、葡萄酒、啤酒、黄酒等，不同类型的酒成分不一样、作用也不同。

白酒的主要成分是酒精和水，酒精的含量越高，酒的度数就越高。除了酒精和水之外，白酒中还含有醛类、酸类、酯类等，虽然这些物质的含量很少，但是决定了酒的味道。白酒的酒精含量普遍比较高，过量饮用会危害身体健康，对肝脏的损伤尤其大。

与白酒相比，葡萄酒的成分更复杂，酒精的含量也普遍低一些。因葡萄酒是由葡萄发酵产生，所以葡萄酒中除含酒精及水外，还含果糖、苹果酸、氨基酸、维生素、酚类化合物等营养物质。有研究显示，葡萄酒中的酚类化合物有抗氧化、防癌、预防心血管疾病等作用，适量饮用葡萄酒对人的健康有益。

啤酒是以大麦芽、酒花、水为主要原料，经酵母发酵而成的一种低度酒。啤酒中除了酒精和水之外，还含有丰富的果糖、蔗糖、蛋白质、维生素，以及钙、磷、镁等矿物质，有"液体面包"之称。但是，啤酒中毕竟含有酒精，大量饮用还是会伤害身体的。

黄酒是我国特有的一种传统酒，是用谷物做原料，用麦曲或小曲做糖化发酵剂制成的酿造酒。黄酒也是一种营养丰富的低度酒，含有较多的蛋白质、维生素、矿物质等营养成分，被称为"液体蛋糕"。适量饮用黄酒有舒筋活血的功效，黄酒也常被用来配制药酒。

不管上述哪一种酒，都是含有酒精的，大量饮用都会危害健康。因此，笔者在这里提醒大家，一定不要过量饮酒。

# 第3节
# 酒的药用价值

　　《汉书》中称酒为"百药之长"，繁体"醫"字从"酉"，"酉"即指酒。《说文解字》中这样解释"醫"字："治病工也。殹恶姿也；醫之性然。得酒而使，从酉。"也就是说，"醫"字是由患者的呻吟声和有治病作用的酒组成的会意字。可见，我国古人很早就用酒来治疗疾病了。元朝忽思慧在《饮膳正要》中这样写酒的作用："主行药势，杀百邪，去恶气，通血脉，浓肠胃，润肌肤，消忧愁。"用现代的研究结果来说，酒有扩血管、促进血液循环的作用，而且酒是一种有机溶剂，能够将药材中的许多有效成分提取出来，增强药效。所以，药酒能起到较好的防病治病作用。

配制药酒多选用白酒，白酒属于蒸馏酒，酒精度数高，能够更好地提取出药材中的有效成分。但配制药酒并非一定要选用蒸馏酒，有时也会根据情况选用黄酒。果酒和啤酒的酒精度数太低，不适合配制药酒。

白酒，味辛、甘，性热。《本草纲目》中认为白酒能消冷积寒气，燥湿痰，开郁结，止水泄，治霍乱、疟疾、噎膈、心腹冷痛、阴毒欲死，还能杀虫辟瘴，利小便，坚大便，洗赤目肿痛。

用酒炮制药材可以改变药性，如黄连、黄檗、大黄等苦寒清热药，酒制后可以缓和其寒性、引药下行；又如川芎、当归、牛膝等活血通络、祛风止痛药，酒制后可借酒辛散走窜之功增强疗效；再如常山，性寒、味苦、有毒，为治疗疟疾的常用药，酒制后可减弱其寒性，并减轻恶心呕吐的副作用。

需要注意的是，酒精会与某些西药发生反应，引起中毒，或者加重某些药物的不良反应。服用或注射头孢菌素类抗生素的同时饮酒，会引发"双硫仑样反应"，严重的会导致猝死；服用镇静催眠类药物的同时饮酒，会严重抑制中枢神经系统的活动；服用非甾体类抗炎药的同时饮酒，会加重胃黏膜的损伤，引起胃炎、胃溃疡等；服用降压药的同时饮酒，会引起低血压；服用降糖药的同时饮酒，会引起低血糖；服用抗抑郁药的同时饮酒，会加重病情。因此，在服用上述药物期间禁止饮用药酒。

# 第4节
# 药酒的制备方法

　　我国用药酒保健和治疗疾病的历史悠久，古代医书中也有很多关于药酒的记载。长沙马王堆出土的《五十二病方》中既有用酒炮制药物的记载，也有完整的药酒方资料。宋代的《太平圣惠方》中则有"药酒序"专篇，记载了地黄酒、天冬酒、黄精酒等几十个完整的药酒方。而明代李时珍的《本草纲目》中记载了200多个药酒方，并对每种药酒的制作方法和服用方法做了详细阐述。

　　前面提到，制备药酒主要选用白酒和黄酒，以高度白酒为主。选用的药材一定要纯正地道，有毒的药材一定要经过规范的炮制。药酒的制作方法很多，有冷浸法、热浸法、酿制法、渗漉法等，家庭常用的主要是冷浸法。

## 一 冷浸法

冷浸法操作简单，最适合家庭制作药酒。大多数药材宜用饮片，有利于药材中有效成分的浸出，有些药材还可以粉碎成粗末。粉碎的药材可以装在纱布袋里浸泡，以免酒液混浊。挑选药材时一定要注意药材的品质，有毒的药材一定要经过规范的炮制才能使用。

### 具体制作步骤

❶ 根据酒方选择合适的药材，泡制前拣出杂质，洗净，晾干。

❷ 称取中药饮片，放入广口瓶内，然后倒入高度白酒浸泡，可以用普通的广口瓶，也可以用专用泡酒容器。

❸ 泡酒容器的密封性要好，以防酒精挥发。每天轻微振摇一次，以促进有效成分的扩散和溶解。

❹ 浸泡 1 ~ 3 周后即可启封。将上清液过滤后装到玻璃瓶内备用。如果药材是装在袋中浸泡的，可先取出药袋，将药袋中的液体挤出，再将药液倒回药酒中混合。

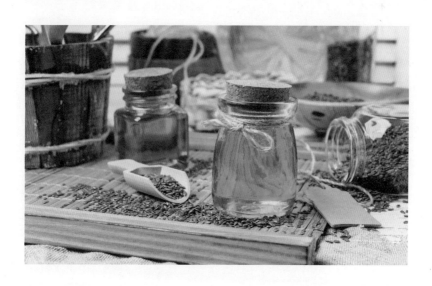

## 二 热浸法

如果药材有效成分较难浸出或选用黄酒作溶剂，又或者想要缩短泡制时间时，可以选择热浸法。热浸法前面的步骤跟冷浸法一样，将药材放入泡酒容器、倒入酒后，将泡酒容器置于锅中，隔水小火加热半小时，放凉后封存在阴凉干燥处。浸泡 1 ~ 2 周后启封，将上清液过滤后装到玻璃瓶内备用。

## 三 泡制药酒的注意事项

❶ 泡制药酒的容器应选择清洁、密封性好的陶瓷或玻璃容器，忌用塑料或金属容器。

❷ 有补益、活血作用的药材适合泡制药酒，有毒性的药物、矿物药不适合泡制药酒。

❸ 药酒应存放在阴凉干燥处，玻璃瓶外面应贴自制标签，写明酒精度数、何日浸泡、药方组成等。

❹ 将药酒放置在安全的地方，避免儿童接触，远离火源。

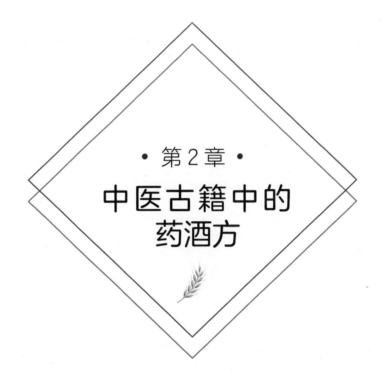

・第 2 章・

# 中医古籍中的
# 药酒方

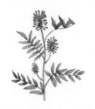

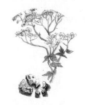

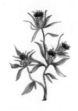

## 第1节
## 酒方出处及计量换算

要说中医古籍中的药酒方，就必须要提对我国医学发展影响巨大的一部医学著作——《伤寒杂病论》。这本书的作者张仲景生活在东汉末年，当时战乱不断、疫病流行，不计其数的人死于伤寒病。为解决伤寒病的防治问题，张仲景刻苦钻研《素问》等古代医书，结合当时医家及自己的经验，写出了这部医学名著。由于战乱，《伤寒杂病论》问世不久就散失了，后人分别搜集了其中的伤寒部分和杂病部分，整理成两本书，也就是现在的《伤寒论》和《金匮要略》。

张仲景的《伤寒杂病论》不仅确立了辨证论治原则，还使方剂学有了空前的发展和提高。《伤寒论》载方113首，《金匮要略》载方262首，除去重复，两书实收方剂269首，基本囊括了临床各科的常用方剂，被誉为"方书之祖"。在这些方剂中，水酒合煮之汤有 3 首、丸 5 首、散 6 首，共 14 个方子用到酒。学习张仲景用酒的方法对我们今天用药酒防治疾病很有启发。

《伤寒杂病论》中的方剂大多疗效可靠，一直为后世医家沿用，被称为"经方"。但是，使用经方有一个药量折算的问题，《伤寒杂病论》成书于东汉时期，东汉时期的度量衡与现代的不同。关于《伤寒杂病论》中方剂药量的折算，历来有不少争议。明代李时珍在《本草纲目》中记载："今古异制，古之一两，今用一钱可也。"按照这个算法，东汉的 1 两就折合现在的 3 克。但是，这样折算出来的药量与《伤寒杂病论》经方的真实药量相差很大。

吴承洛所著《中国度量衡史》中指出，东汉时期的 1 两约折合现代的 13.92 克，这种算法是以实物考证来折算经方中的药物剂量，相对比较合理，也是目前临床上比较认可的算法。本书中使用的就是这种折算方法，即 1 两约折合 14 克，1 升约折合 200 毫升。需要注意的是，《伤寒杂病论》中的 1 斤是 16 两，而且有些药物的剂量不是用两来表示，而是用枚、把、升、鸡子大等来表示，为便于读者使用，本书在原方后面的括号里都加上了换算后的剂量。

# 第2节
# 治疗胸痹的药酒方

胸痹，是指胸部满闷甚至疼痛。心痛，是指前胸、后背的疼痛，可能是心绞痛，也可能是胃病或肺病导致的疼痛。短气是指呼吸短促，心肺疾患均会出现。所以，从目前的认识上来讲，胸痹心痛短气病包括了心、肺、胃的疾患。痹，通"闭"，是不通的意思。就是说，胸痹是由痰阻于胸部引起的疼痛，应以通阳化痰为主。

# 栝蒌薤白白酒汤

## 方剂来源

《金匮要略》胸痹心痛短气病脉证治第九。

## 原文摘录

胸痹之病，喘息咳唾，胸背痛，短气，寸口脉沉而迟，关上小紧数，栝蒌薤白白酒汤主之。

## 方剂组成及服用方法

栝蒌实一枚（约 30 克），薤白半升（30 克），白酒七升（1400 毫升）。上三味，同煮，取二升（400 毫升），分温再服。

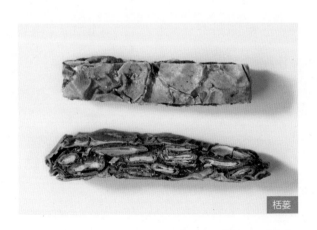

栝蒌

## 原文解说

喘息、咳嗽、咳痰提示肺内有痰，痰阻于胸部；胸背痛、短气提示气血流通不畅。寸口脉沉而迟提示上焦阳气不足，关上小紧数属痰证、痛证。此方所治胸痹证较轻，为胸阳不振、痰湿阻络，可以用于冠心病心绞痛或者肺病咳喘者，患者舌苔应为舌淡红、苔白腻。

## 方药解说

栝蒌实味甘、微苦，性寒，是清肺化痰解毒之药。《本草纲目》记载栝蒌："润肺燥，降火，治咳嗽，涤痰结，利咽喉，止消渴，利大肠，消痈肿疮毒。"薤白味辛、苦，性温，是一种野蒜，可通阳散结、行气导滞，用于治疗胸痹疼痛、痰饮咳喘、泻痢后重。这里的白酒，《金匮要略语译》中认为是米酒，有通阳活血、引药上行的作用。

## 药酒用法

我们可以按原方原剂量以米酒或黄酒煎煮，用来治疗痰湿阻肺证的胸闷、痰多，也可以用来治疗痰阻心脉证的胸闷、憋气、心绞痛。我们也可以用现在的白酒 1500 毫升制备药酒，每日 3 次，每次饮用 50 毫升，来缓解上述症状。

# 栝蒌薤白半夏汤

## 方剂来源

《金匮要略》胸痹心痛短气病脉证治第九。

## 原文摘录

胸痹不得卧，心痛彻背者，栝蒌薤白半夏汤主之。

## 方剂组成及服用方法

栝蒌实一枚（约 30 克），薤白三两（42 克），半夏半斤（112 克），白酒一斗（2000 毫升）。

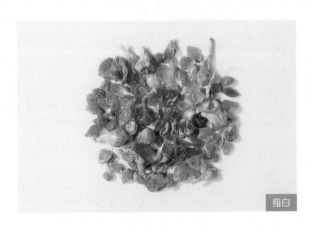

薤白

## 原文解说

与上一个方剂相比，本方治疗的是胸痹的重症。胸闷、憋气以致不能平卧，心痛彻背者，可以用栝蒌薤白半夏汤治疗。

## 方药解说

此方为猛药。本方加大了"白酒"用量，且大剂量应用半夏（也可能是半升，约42克），通阳化痰开结之力较前方猛烈，可以燥湿化痰，降逆止呕，消痞散结。

## 药酒用法

半夏有毒，常用量为3～10克，本方使用的半夏剂量比较大，读者在泡制药酒时可以酌情减少半夏的用量，或从9克用起，循序渐进加量，中病即止。本方宜用米酒或黄酒煎煮，不建议用高度白酒浸泡制作。本方有通阳散结、祛痰宽胸的作用，主治痰盛瘀阻胸痹证。证见胸背彻痛、不能安卧、短气，或痰多黏而白，舌质紫暗或有暗点，苔白或腻，脉迟。

# 第 3 节
# 治疗心悸的药酒方

心悸主要是心律不齐所致，心率过快、过慢或心跳不均匀都会导致心悸。心悸时有两种脉象叫结脉和代脉，以这两种脉象为表现的疾病比较难治。怎样是结脉和代脉呢？心率缓慢，且心脏搏动时有停顿，停顿时间没有规律，称"结脉"。"结"是气血不顺的意思。如果心率慢而时有停顿，停顿时间较长且规律，如隔三个脉搏有一次，或隔两个脉搏有一次称"代"。所谓"代"，是指非正常的停顿替代了一个脉搏，提示气血不足，需要积攒一下力量才能形成脉搏，气血亏到如此地步，病情自然就重，治疗也就不易了。

# 炙甘草汤

## 方剂来源

1.《伤寒论》辨太阳病脉证并治下第七；

2.《金匮要略》血痹虚劳病脉证并治第六，附方《千金翼》炙甘草汤。

## 原文摘录

伤寒脉结代，心动悸，炙甘草汤主之。（方剂来源1）

治虚劳不足，汗出而闷，脉结悸，行动如常，不出百日，危急者十一日死。（方剂来源2）

## 方剂组成及服用方法

炙甘草四两（56克），桂枝、生姜各三两（42克），麦冬半升（54克），麻仁半升（50克），人参、阿胶各二两（28克），大枣三十枚，生地黄一斤（224克）。

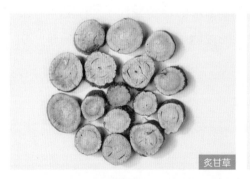

炙甘草

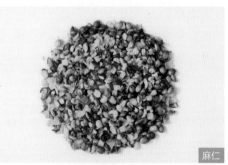

麻仁

上九味，以清酒七升（1400毫升），水八升（1600毫升），先煮八味，取三升（600毫升），去滓，内胶烊消尽，温服一升（200毫升），日三服，一名复脉汤。

## 原文解说

《伤寒论》中的原文是说，患者感受外邪后出现了心慌，脉象呈现结脉、代脉，类似于我们今天所说的心肌炎。《金匮要略》中的这句原文就像是《伤寒论》中那句话的注解，结脉、代脉主心阴阳两虚，因虚成劳，必然乏力、胸闷、出虚汗、心慌，但是四肢活动不受影响，看起来不是很严重，却凶险异常，患者可能活不过百天，危重者可能活不过十一日，这种描述比较符合心律失常导致的猝死。

## 方药解说

在这里引用《血证论》中的方解特别合适：此方为补血之大剂。姜、枣、参、草中焦取汁（健脾胃，增营养），桂枝（补阳气）入心化气，变化而赤（生血）；然桂性辛烈能伤血，故重使生地、麦冬、麻仁以清润之，使桂枝雄烈之气变为柔和，生血而不伤血；又得阿胶潜伏血脉，使输于血海，下藏于肝。合观此方，生血之源，导血之流，真补血之第一方，未可轻议加减也。至于用酒，借用《名医方论》柯琴的说法：甘草之缓，不使速下，清酒之猛，捷于上行，酒七升，水八升，只取三升者，久煎之则气不峻，此虚家用酒之法，且知地黄、麦冬得酒良。

## 药酒用法

虽然原方是治疗心动过缓的，但本方是一个阴阳双补的名方，所用药物无毒，只要是阴阳两虚者均可服用。当时用作汤剂，药物剂量较大，煎液为原液的五分之一，现在可以斟酌剂量，以黄酒与水共煎，治疗阴阳两虚之心动过缓。因心律异常的轻重悬殊，患者要在医生的指导下应用本方。本方可以用原剂量药材，加3000毫升高度白酒浸泡制成药酒，每次饮用20～50毫升，每日1～3次，起到阴阳双补的作用。心率快或者有快速性心律失常者慎用。

## 术语解读

"内胶烊消尽"中的烊，是一种煎药方法，是熔化的意思。这句话是说，本方中的阿胶不应与其他药物同煮，应先单独加热熔化后再倒入煮好的药液中。

# 第 4 节
## 治疗手脚发凉的药酒方

手脚发凉大多是末梢血液循环不良所致，从中医辨证来讲属于阳虚血瘀证。阳虚体质的女士容易出现手脚发凉，这种情况症状比较轻，慢慢调理改善体质即可。若是糖尿病引起的周围神经病变或者下肢动脉血管粥样硬化，以及雷诺综合征导致的末梢循环不良，症状就严重些，治疗起来也困难些。

# 当归四逆加吴茱萸生姜汤

## 方剂来源

《伤寒论》辨厥阴病脉证并治第十二。

## 原文摘录

手足厥寒，脉细欲绝者，当归四逆汤主之。若其人内有久寒者，宜当归四逆加吴茱萸生姜汤。

## 方剂组成及服用方法

当归三两（42克），芍药三两（42克），炙甘草二两（28克），通草二两（28克），桂枝三两（42克），细辛三两（42克），生姜半斤（112克），吴茱萸二升（140克），大枣二十五枚。

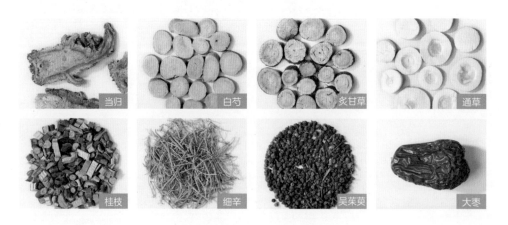

当归　　白芍　　炙甘草　　通草

桂枝　　细辛　　吴茱萸　　大枣

上九味，以水六升（1200 毫升），清酒六升（1200 毫升），和煮取五升（1000 毫升），去滓，温分五服（每次 200 毫升）。

## 原文解说

厥有两解，一为昏厥、不省人事，一为手脚发凉，此处为后者。手脚发凉也有两种情况，一种如低血压休克，一种是手脚发凉但病情不危险，常有胃寒的表现，此处又为后者。这两种手脚发凉轻重有天壤之别，鉴别在诊脉上，前者是脉微欲绝，微的意思是似有若无，绝对凶险；后者是脉细欲绝，细的意思是脉来如线，应指明显，毫无生命危险，为血虚有寒，所以四肢末端发凉，宜养血通脉，温通即可。养血活血当归第一，所以采用当归四逆汤治疗即可。但是寒邪较久较深，不仅有手脚发凉，还会有呕吐清水，遇寒头痛，是寒邪入了肝经、胃腑，就要加吴茱萸、生姜和清酒等辛温大热的药物才能有用。

## 方药解说

本方所治疗的手脚发凉为肝经、胃腑阳气不足，气血运行无力，手脚末梢失去营养所致。本方用当归、芍药（《伤寒杂病论》中未区分白芍和赤芍，此处可用白芍）之润以滋阴养血，用甘草、大枣之甘以健脾温中，以桂枝、细辛之辛温散寒，借通草之入经通脉。若其人内有久寒者，必加吴茱萸入肝经散寒、生姜入胃经止呕，而尤借清酒之濡经浃脉，以散其久寒。

## 药酒用法

本方可以作为温通血脉的药酒基本方，但中医有"细辛不过钱"的说法，安全起见，建议只用 3 克细辛，其他药物可以按照原方用量，用黄酒或米酒煎煮，每4～5小时服用200毫升。当然，如果按照现在的每日两次服法，应将上方药材用量减半。也可以用3000毫升高度白酒浸泡上述药材制作药酒，浸泡1周即可饮用，每次饮用20～50毫升，每日1～3次。适合血虚内寒体质，又复外受寒邪，手足冰冷，兼见头顶痛，干呕或吐涎，舌淡苔白，脉细欲绝者饮用。

# 第 5 节
# 治疗腹痛的药酒方

　　此处的腹痛多指女士痛经，或者其他非外科情况的腹痛。这种腹痛的特点是隐隐作痛，喜温喜按。而急腹症引起的腹痛必须要及时去医院治疗，不能通过服用药酒治疗。虽然本节中介绍的方剂可以用来治疗某些妊娠期疾病，但孕妇是不能轻易用药的，必须要听从医生的建议。而且孕妇不能饮酒或服用含有酒精的药物，所以，不建议孕妇饮用药酒。

# 芎归胶艾汤方

## 方剂来源

《金匮要略》妇人妊娠病脉证并治第二十。

## 原文摘录

师曰：妇人有漏下者，有半产后因续下血都不绝者，有妊娠下血者，假令妊娠腹中痛，为胞阻，胶艾汤主之。

## 方剂组成及服用方法

方剂组成及服用方法：芎䓖、阿胶、甘草各二两（28克），艾叶、当归各三两（42克），芍药四两（56克），干地黄四两（56克）。

上七味，以水五升（1000毫升），清酒三升（600毫升），合煮，取三升（600毫升），去滓，内胶令消尽，温服一升（200毫升），日三服，不差更作。

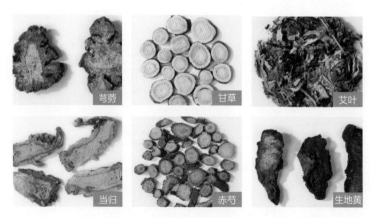

芎䓖　甘草　艾叶
当归　赤芍　生地黄

## 原文解说

女性月经淋漓不尽，或小产后下血不止，又或者孕期下血（如果孕期腹痛，则称为"胞阻"），这些情况都可以用胶艾汤治疗。

## 方药解说

芎䓖即川芎，整个处方以温通为目的。艾叶、川芎为温性中药，阿胶、艾叶、干地黄（即生地黄）有止血安胎作用，而川芎、当归、清酒有活血作用，芍药（此处可用赤芍）、甘草可以缓解平滑肌痉挛引起的疼痛，所以本方可以缓解女性的小腹冷痛、手脚冰凉、痛经、经血色暗有块等症状。月经量多或妊娠后下血的患者不要盲目使用本方，毕竟方中有活血药物，应在经验丰富的中医师指导下使用。

## 药酒用法

上方中除阿胶之外的中药应用原剂量加水1000毫升、黄酒600毫升煎煮，每次服用100毫升，一日两次，可以用于缓解小腹冷痛、手脚冰凉症状，男女均适用。如果是月经量多的女性，建议去掉当归、川芎两味药，并加阿胶补血。也可以将上方去阿胶后，用高度白酒3000毫升浸泡1周做成药酒，每次饮用20～50毫升，每日1～3次。

### 知识延伸

这里给大家介绍一个阿胶膏的做法。取阿胶50克捣碎，放入炖盅，加黄酒500毫升，浸泡1天。锅里加水煮开，放入炖盅，隔水将阿胶炖烊化并煮沸，这期间拿竹筷不停搅拌以加速烊化，熄火后凉一凉，放入冰箱，第二天即成胶状。食用时舀一勺放入碗中，用温水冲开，空腹喝即可。

# 当归芍药散方

## 方剂来源

1.《金匮要略》妇人妊娠病脉证并治第二十；
2.《金匮要略》妇人杂病脉证并治第二十二。

## 原文摘录

妇人怀娠，腹中疞痛，当归芍药散主之。（方剂来源1）

妇人腹中诸疾痛，当归芍药散主之。（方剂来源2）

## 方剂组成及服用方法

当归三两（42克），芍药一斤（224克），茯苓四两（56克），白术四两（56克），泽泻半斤（112克），芎藭半斤（112克）（一作三两，即42克）。

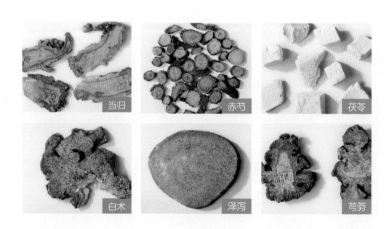

当归　赤芍　茯苓
白术　泽泻　芎藭

上六味，杵为散，取方寸匕（《中药大辞典·附篇》中提到，方寸匕是依古尺正方一寸所制的量器，1方寸匕的容量，约为现在的2.7毫升。其重量，金石药末约为2克，草木药末为1克左右），酒和，日三服。

## 原文解说

《金匮要略》中的这两处原文是说，女性孕期出现腹中绞痛或其他病痛，都可以用当归芍药散治疗。

## 方药解说

虽然原文中说孕期的很多问题可以用当归芍药散治疗，但是大家千万不要把这个药方当成孕期的保健药，这个方子主要针对的还是症状比较重的患者。方中的六味药，可以分成两组，一组是芍药（此处可用赤芍）、当归、川芎，是养血活血药物，可以改善面色萎黄无光泽、心慌、头晕、眼干眼涩、腹痛、月经量少等肝血虚症状；另一组是茯苓、白术、泽泻，是健脾利湿的中药，主要用于缓解食欲不振、大便稀溏、面目或下肢水肿等，所以这是治疗肝血虚兼脾气虚的方子，患者肯定不是仅仅腹痛这样简单。

## 药酒用法

原文是用黄酒送服1克左右的药粉，每日3次；现在我们可以按照原方用量做成水丸，每次服用1克，每日3次，用来治疗女性的月经量少、面色萎黄、经期水肿等症状。因为该方能养血活血、健脾利湿，所以有静脉曲张或下肢循环不良的患者，可以用白酒或黄酒3500毫升制作药酒，药材按原方用量，浸泡1周后即可饮用，每次20～50毫升，每日1～3次。

# 第6节
# 活血祛湿的药酒方

　　本节介绍的两个方剂，在古代是用于治疗孕期疾病的。因孕妇不宜服用药酒，所以这两个方剂现在很少用来安胎了。但当归散方有活血祛湿的作用，可以用来治疗瘀血兼有湿热证；白术散方有健脾祛湿、温中散寒的功效，可以用来治疗寒湿引起的关节疼痛。在此特别提示读者，虽然古籍原文中这两个方剂是用于妊娠养胎，但笔者介绍这两个酒方是要利用其活血祛湿作用治疗其他疾病，不建议孕妇饮用药酒。

# 当归散方

## 方剂来源

《金匮要略》妇人妊娠病脉证并治第二十。

## 原文摘录

妇人妊娠，宜常服当归散主之。

## 方剂组成及服用方法

当归、黄芩、芍药、芎䓖各一斤（224 克），白术半斤（112 克）。

上五味，杵为散，酒饮服方寸匕（1 克），日再服（每日 2 次）。妊娠常服即易产，胎无疾苦。产后百病悉主之。

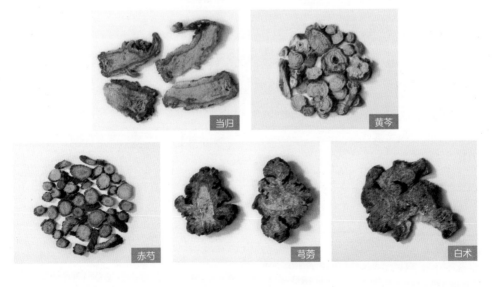

当归　黄芩　赤芍　芎䓖　白术

## 原文解说

女子怀孕后最好经常服用当归散，这样就不容易出现难产，还可以预防产后各种并发症。

## 方药解说

看了原文解说之后，大家千万不要把这个方子作为孕期的保健药，女性在孕期不到万不得已，是不能轻易用药的。这个方子针对的其实是孕期比较严重的情况。方中药材分两组，一组养血，包括当归、芍药（此处可用赤芍）、芎䓖；另一组安胎，包括黄芩、白术，黄芩清热安胎，白术健脾化湿安胎。整个方子主要用于治疗血虚湿热之胎动不安，并伴有乏力、口苦、食欲不振、大便不畅等，而且方中的川芎应减量或不用。孕期若必须服药，请在医师指导下应用。

## 药酒用法

目前此方已较少用于安胎，如用于安胎，建议去川芎，做成水丸，以水送服，每次1克，每日2次。可以用白酒或黄酒3500毫升制作药酒，药材按原方用量，浸泡1周后即可饮用，每次饮用20～50毫升，每日1～3次。用来治疗有口苦口黏、大便黏滞不爽、面色发黄、眼屎多、舌质发暗、舌苔黄厚腻等表现的瘀血兼有湿热证。

# 白术散方

## 方剂来源

《金匮要略》妇人妊娠病脉证并治第二十。

## 原文摘录

妊娠养胎，白术散主之。白术散方见《外台秘要》。

## 方剂组成及服用方法

白术四分（14 克），芎䓖四分（14 克），蜀椒（去汗）三分（10.5 克），牡蛎二分（7 克）。

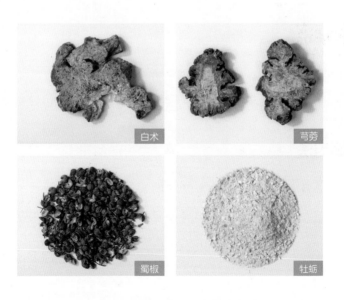

白术　芎䓖　蜀椒　牡蛎

上四味，杵为散，酒服一钱匕（1.5克），日三服，夜一服。但苦痛，加芍药；心下毒痛，倍加芎䓖；心烦吐痛，不能食饮，加细辛一两、半夏大者二十枚。服之后，更以醋浆水服之。若呕，以醋浆水服之；复不解者，小麦汁服之；已后渴者，大麦粥服之。病虽愈，服之勿置。

## 原文解说

脾虚有湿气、寒气的孕妇，如果出现了胎动不安，可以用白术散治疗，每次用黄酒送服1.5克，白天服三次，晚上睡前服一次。若患者腹痛较重，方中可加芍药；若患者伴有心下痛，方中川芎剂量应加倍；若患者恶心呕吐、不能进食，可在方中加细辛一两、半夏大者二十枚（原文中四味药的剂量跟细辛、半夏的用量不匹配，疑原文有误，或应将方中"分"改为"两"，且细辛、半夏有毒，应慎用），服药后喝点醋浆水（南方常见，北方可以食醋加水代替）。反复喝醋浆水仍呕吐者，服用小麦汁（小麦煮水）以养心健胃；吐后口渴者，喝大麦粥营养胃气。即使症状好转，也要坚持服用。

## 方药解说

白术有健脾祛湿功效，川芎能活血止痛，蜀椒味辛性热、可温中散寒，牡蛎则有收敛固涩作用。本方能够通过祛除寒湿之气起到安胎作用。

## 药酒用法

目前此方较少用于安胎。我们可以取白术28克、川芎28克、蜀椒21克，用1000毫升白酒浸泡1周做成药酒，每次饮用20～50毫升，每日1～3次。用来治疗寒湿引起的关节疼痛，或者寒湿型腹泻。

# 第 7 节
# 活血化瘀的药酒方

　　本节介绍的方剂，在古代是用来治疗产后小腹痛的。产后妇人容易出现恶露不下、瘀血排出不利的情况，古人多用酒送服活血中药来治疗。现在这种治疗方法已不适合产妇，但我们可以利用其活血化瘀作用来治疗其他血瘀证。所以，笔者介绍此款药酒是要用其治疗跌打损伤、闭经等血瘀证，不建议产妇饮用药酒。

# 下瘀血汤方

## 方剂来源

《金匮要略》妇人产后病脉证治第二十一。

## 原文摘录

师曰：产妇腹痛，法当以枳实芍药散，假令不愈者，此为腹中有干血着脐下，宜下瘀血汤主之；亦主经水不利。

## 方剂组成及服用方法

大黄二两（28克），桃仁二十枚，䗪虫二十枚（熬，去足）。

上三味，末之，炼蜜和为四丸，以酒一升（200毫升），煎一丸，取八合（160毫升），顿服之，新血下如豚肝。

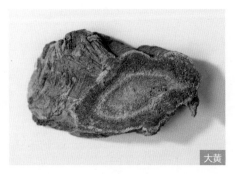
大黄

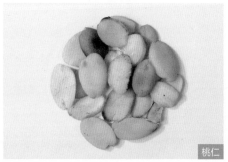
桃仁

## 原文解说

产后小腹痛，可以将等量的枳实、芍药研末以水冲服，每次服用 2 克，每日 3 次。如果服用枳实芍药散无效，说明产后子宫瘀血未下，可以服用下瘀血汤。下瘀血汤也可以用来治疗经水不利。

## 方药解说

大黄能引血下行，桃仁、䗪虫（学名地鳖虫，也称土元）活血化瘀力度均较强，因此该方活血化瘀的力度非常大，如果产妇出血过多，一定要慎用。但此方治疗闭经效果较好，可以减少方中药材的剂量做汤剂，服药期间每天饮用黄酒 20 ~ 50 毫升，以加强活血功效。

## 药酒用法

如果有跌打损伤、闭经等血瘀证，可以取桃仁 20 枚、䗪虫 20 枚、白酒 1000 毫升泡制药酒，1 周后即可饮用，每次饮用 15 ~ 30 毫升，每日 1 ~ 3 次。

# 第8节
# 治疗妇人杂病的药酒方

　　所谓"妇人杂病"，是指各种妇科病，包括小腹痛、痛经、月经不调、白带异常等。这些病大多是气滞血瘀所致，治疗也以活血化瘀为主，这两个酒方中使用的主要是起活血化瘀作用的药材。除了治疗妇科病，这两个酒方也可以用来治疗跌打损伤等其他血瘀证。

# 红蓝花酒方

## 方剂来源

《金匮要略》妇人杂病脉证并治第二十二。

## 原文摘录

妇人六十二种风，及腹中血气刺痛，红蓝花酒主之。

## 方剂组成及服用方法

红蓝花一两（28 克）。上一味，以酒一大升（200 毫升），煎减半（100 毫升），顿服一半（50 毫升），未止再服。

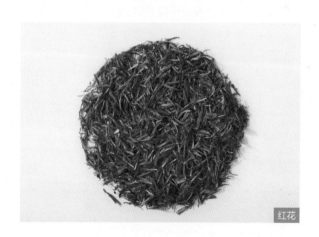

红花

## 原文解说

女性产后或经期，易受风邪侵袭，导致气血瘀滞，引起腹痛，这种妇科病可以用红蓝花酒治疗。

## 方药解说

红蓝花也就是红花，有活血化瘀、通经止痛的功效，可以缓解气滞血瘀引起的腹痛。

## 药酒用法

红花可以配伍多种活血药或者补气、温阳药物制作药酒，用来治疗跌打损伤和妇科病。

# 土瓜根散方

## 方剂来源

《金匮要略》妇人杂病脉证并治第二十二。

## 原文摘录

带下，经水不利，少腹满痛，经一月再见者，土瓜根散主之。

## 方剂组成及服用方法

土瓜根、芍药、桂枝、䗪虫各三分（10.5 克）。

上四味，杵为散，酒服方寸匕（1 克），日三服。

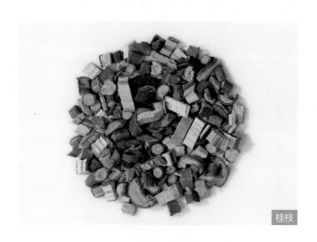

桂枝

## 原文解说

如果患者出现白带异常、月经不调、小腹胀痛、月经隔一个月来一次等症状，可以用土瓜根散治疗。

## 方药解说

土瓜根，又名王瓜根，有活血化瘀、清热解毒的功效，现多以丹参、桃仁替代。芍药（此处可用赤芍）、桂枝、䗪虫均有活血通脉作用。

## 药酒用法

取赤芍、桂枝、䗪虫各15克，用1000毫升白酒浸泡，1周后即可饮用，每次15～30毫升，每日1～3次，可以治疗跌打损伤、腰腿痛、四肢关节肿痛、闭经等。注意，用此方治疗闭经时，经期需停药。

# 第9节
# 以酒送服的丸药

张仲景的《伤寒杂病论》中除了载有专门的药酒方，还记载了大量以酒送服的丸药。有些丸药因所用药材比较生僻，目前已较少应用。本节笔者所介绍的，是目前临床中仍然在用的一些疗效较好的丸药。从这些方剂中，我们同样能感受到张仲景用酒的巧妙。读者们在服用这些丸药前，一定要咨询医生，切勿随意使用。

# 肾气丸

## 方剂来源

1.《金匮要略》中风历节病脉证并治第五；

2.《金匮要略》血痹虚劳病脉证并治第六；

3.《金匮要略》痰饮咳嗽病脉证并治第十二；

4.《金匮要略》消渴小便不利淋病脉证并治第十三；

5.《金匮要略》妇人杂病脉证并治第二十二。

## 原文摘录

1. 崔氏八味丸 治脚气上入，少腹不仁。（方剂来源1）

2. 虚劳腰痛，少腹拘急，小便不利者，八味肾气丸主之。（方剂来源2）

3. 夫短气有微饮，当从小便去之，苓桂术甘汤主之；肾气丸亦主之。（方剂来源3）

4. 男子消渴，小便反多，以饮一斗，小便一斗，肾气丸主之。（方剂来源4）

5. 问曰：妇人病，饮食如故，烦热不得卧而反倚息者，何也？师曰：此名转胞，不得溺也，以胞系了戾，故致此病。但利小便则愈，宜肾气丸主之。（方剂来源5）

## 方剂组成及服用方法

干地黄八两（112克），薯蓣四两（56克），山茱萸四两（56克），泽泻三两（42克），茯苓三两（42克），牡丹皮三两（42克），桂枝一两（14克），附子（炮）一两（14克）。

上八味，末之，炼蜜和丸梧子大。酒下十五丸，日再服。

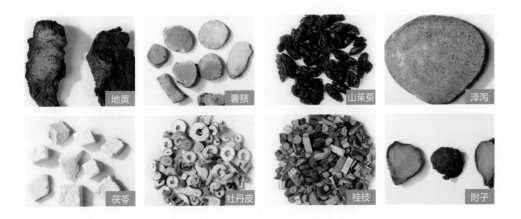

地黄　薯蓣　山茱萸　泽泻

茯苓　牡丹皮　桂枝　附子

## 原文解说

原文1是说，脚气病、小腹两侧麻木可以用肾气丸治疗。脚气病的病因是维生素B$_1$缺乏，症状主要表现为下肢水肿、麻木。中风为感受风邪或内伤所致，主要表现为瘫痪、肢体麻木等。历节指关节疼痛，类似现在的各种关节炎和痛风。

原文2是说，肾虚劳损导致的腰痛、小腹拘急、小便不利等，都可以用肾气丸治疗。血痹是经络痹阻、气血不畅引起的病证，主要表现为肢体的麻木、疼痛。虚劳是指各种慢性虚损证。

原文3是说，患者出现胸闷气短，是有水饮停留于体内，应该利尿，一般用苓桂术甘汤治疗，如果出现肾虚症状，如畏寒肢冷、腰酸腿软，应该用温阳利水的肾气丸治疗。痰饮指各种水液停留于人体的疾病，包括心功能不全、肾功能不全、胸腔积液等。

原文4中的情况其实不分男女，是说如果患者出现口渴多饮，饮水量多，小便量也多，可以用肾气丸治疗。消渴大体相当于现在的糖尿病。

原文5中问道：有女士生病，饮食如常，但是心烦，不能平卧，这是怎么回事？回答：这种病叫作"转胞"，病因是小便不通，小便通了就治愈了，可以用肾气丸治疗。

## 方药解说

薯蓣即山药。凡用肾气丸所治疾病均是疑难病症，病久势深，伤及肾气，出现上述各式各样的病症。虽然病情复杂多变，但是病理相同，都是肾气虚了，导致人体水液代谢失常了，引起小便异常，或者尿多或者尿少，或者腰痛或者水肿。所以用干地黄（即生地黄）、山药、山茱萸补肾阴，桂枝、附子微温化气，泽泻、茯苓、牡丹皮利水通瘀，而且要用黄酒送服，每日两次。黄酒有温通血脉的作用，应用肾气丸时不用黄酒送服是会影响疗效的。

## 药酒用法

取生地黄24克、山药12克、山茱萸12克、泽泻9克、茯苓9克、牡丹皮9克、桂枝3克、附子3克，用1000毫升白酒浸泡，1周后即可饮用，每次15～30毫升，每日1～3次，可以治疗腰腿酸痛、四肢关节肿痛。

# 薯蓣丸

## 方剂来源

《金匮要略》血痹虚劳病脉证并治第六。

## 原文摘录

*虚劳诸不足，风气百疾，薯蓣丸主之。*

## 方剂组成及服用方法

薯蓣三十分（105克），当归、桂枝、曲、干地黄、豆黄卷各十分（35克），甘草二十八分（98克），人参七分（24.5克），芎䓖、芍药、白术、麦冬、杏仁各六分（21克），柴胡、桔梗、茯苓各五分（17.5克），阿胶七分（24.5克），干姜三分（10.5克），白蔹二分（7克），防风六分（21克），大枣百枚为膏。

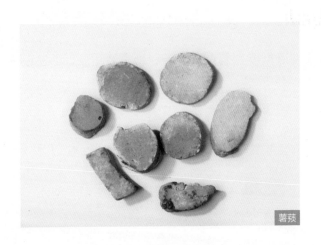

薯蓣

上二十一味，末之，炼蜜和丸，如弹子大，空腹酒服一丸，一百丸为剂。

## 原文解说

所谓虚劳，是指脏腑、气血、阴阳俱虚的慢性虚损。因为体虚，所以容易受到风邪的侵袭，引发各种疾病。而薯蓣丸是一个补益方，能够帮助患者增强体质，可以用来治疗虚劳。

## 方药解说

方中薯蓣（山药）为君，补脾胃。方中还有补气药、养血药、祛风药、行气开郁药、调中化湿药等，考虑到了虚证的方方面面。使用本方时，还应注意服药方法，即方后所注"空腹酒服""一百丸为剂"。是说此方当以黄酒送服，目的在于借酒之辛通，助药力发挥。若患者不胜酒力，可用度数较低的醪糟送服，若患者不喜喝酒或酒精过敏可用温开水送服，借温水之温通也可助药力发挥。因薯蓣丸为慢性调理方，需要长期服用来慢慢改善体质，故当以"一百丸为剂"，即以"一百丸"为一疗程。若"一百丸"后尚未痊愈，还可继续服用，毕竟要改变患者的体质并非易事。

## 药酒用法

本方只宜按照原方剂量制成丸药，以黄酒送服，不宜做成药酒服用。

# 大黄䗪虫丸

## 方剂来源

《金匮要略》血痹虚劳病脉证并治第六。

## 原文摘录

五劳虚极羸瘦，腹满不能饮食，食伤、忧伤、饮伤、房室伤、饥伤、劳伤、经络营卫气伤，内有干血，肌肤甲错，两目黯黑。缓中补虚，大黄䗪虫丸主之。

## 方剂组成及服用方法

大黄（蒸）十分（35 克）、黄芩二两（28 克）、甘草三两（42 克）、桃仁一升（126 克）、杏仁一升（112 克）、芍药四两（56 克）、干地黄十两（140 克）、干漆一两（14 克）、虻虫一升（23.6 克）、水蛭百枚（160 克）、蛴螬一升（110.4 克）、䗪虫半升（30 克）。

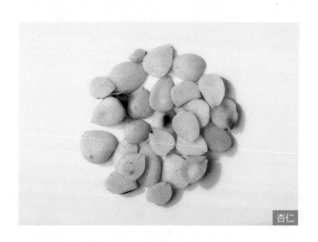

杏仁

上十二味，末之，炼蜜和丸小豆大，酒饮服五丸，日三服。

## 原文解说

"五劳"（久视伤血、久卧伤气、久坐伤肉、久立伤骨、久行伤筋）、"七伤"（食伤、忧伤、饮伤、房室伤、饥伤、劳伤、经络营卫气伤）导致身体虚弱并有干血郁结，出现极度消瘦、腹满、食欲不振、肌肤呈现鱼鳞状、两目暗黑，这种情况需要缓攻瘀血，并扶助正气，可以用大黄䗪虫丸治疗。

## 方药解说

干漆、虻虫、水蛭、蛴螬、䗪虫均为动物类药物，有破血逐瘀的作用；瘀血日久容易化热，所以用大黄、黄芩清热；桃仁、杏仁有润肠通便的作用；芍药（此处可用赤芍）、干地黄（即生地黄）有滋阴养血作用；加甘草、蜂蜜可以缓和药性，以酒送服可以加强活血通络的作用。整个方子为治疗久病血瘀的缓剂，攻中寓补，峻剂丸服，意在缓攻瘀血，故谓之"缓中补虚"。

## 药酒用法

本方只宜按照原方剂量制成丸药，以黄酒送服。笔者曾用此方治疗患冠心病兼有便秘的老年患者，缓解胸痛、解除便秘的效果较好。本方也可以用于治疗癌症中晚期患者，但有出血倾向的人群忌用。

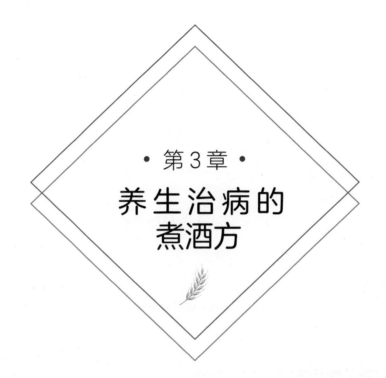

· 第 3 章 ·

## 养生治病的
## 煮酒方

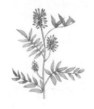

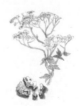

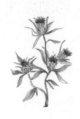

# 第1节
# 果菜煮酒

本节的果菜煮酒，每人每次可饮50～100毫升，剩余的酒应密封保存，且应在1周内喝完，变质后严禁饮用。对酒精过敏者不可饮用任何药酒。

## 化痰开胃的金橘酒

### 功能

化痰止咳，开胃健脾。

### 配制及饮用方法

准备5枚金橘，洗净、切开，泡入1000毫升老酒中，用煮酒器煮开1～2分钟，温度适口时饮用。

### 药酒点评

金橘性温，味酸、甘，可以理气解郁、化痰醒酒，适合脾虚痰湿患者或吸烟人士食用。金橘酒味道酸甜，爽口开胃，适量饮用可增进食欲。但实热证患者，如口舌生疮、咳黄痰、大便干结者，不宜饮用，糖尿病患者忌用。

# 增进食欲的苹果酒

## 功能

消除疲劳，增进食欲。

## 配制及饮用方法

准备 1 个苹果，洗净、去核，切成 6 ~ 8 块，泡入 1000 毫升老酒中，用煮酒器煮开 1 ~ 2 分钟，温度适口时饮用。

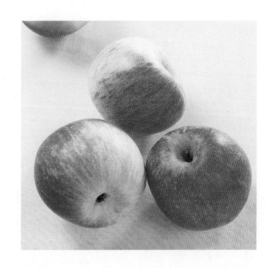

## 药酒点评

苹果性平，味甘、酸，可以生津止渴、清热除烦、健胃消食。苹果富含多种矿物质和维生素，是公认的营养丰富的水果。苹果酒口感好，营养丰富，可增进食欲、消除疲劳。糖尿病、溃疡性结肠炎、胃寒腹泻患者应避免饮用。

# 化痰止咳的橙子酒

## 功能

化痰止咳，开胃健脾。

## 配制及饮用方法

准备1个橙子，洗净，带皮切成6～8块，泡入1000毫升老酒中，用煮酒器煮开1～2分钟，温度适口时饮用。

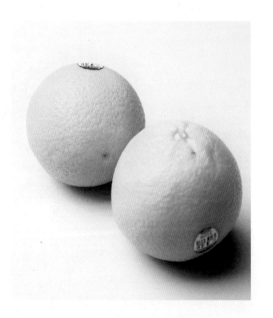

## 药酒点评

橙子的性味宜忌与金橘相同。橙子酒适合痰多胃胀和容易感冒的患者饮用，有促进消化和消除疲劳的功效。

# 养阴润肺的梨子酒

## 功能

养阴止咳。

## 配制及饮用方法

准备 1 个梨（任何品种都可以），洗净、去核，切成小块，泡入 1000 毫升老酒中，用煮酒器煮开 1 ~ 2 分钟，温度适口时饮用。

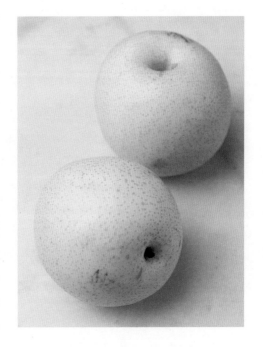

## 药酒点评

梨性凉，味甘、微酸，有滋阴润燥的作用，适合有干咳少痰、口干咽燥、大便干结等症状的患者食用。梨子酒营养丰富，有养阴止咳、生津润燥的功效，但糖尿病患者和脾胃虚寒患者忌用。

# 润肺止咳的枇杷酒

## 功能

润肺止咳，生津，和胃降逆。

## 配制及饮用方法

取 3～5 个枇杷果，洗干净，瓣开，去核，泡入 1000 毫升老酒中，用煮酒器煮开 1～2 分钟，温度适口时饮用。

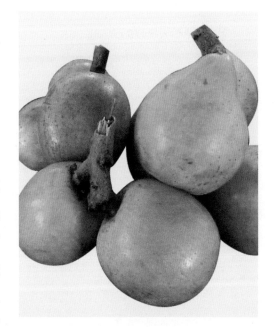

## 药酒点评

枇杷性凉，味甘、酸。凉能清虚热，酸甘化阴，所以枇杷适合肺胃阴虚人群食用，可以缓解干咳、口咽干燥、食欲不振等症状。枇杷酒有润肺止咳、和胃降逆的功效，但脾虚泄泻患者忌服。

# 调节免疫的香菇灵芝酒

## 功能

防止动脉硬化，预防肿瘤。

## 配制及饮用方法

取 3 个香菇和 1 个赤灵芝，洗净，泡入 1000 毫升老酒中，用煮酒器煮开 1 ～ 2 分钟，温度适口时饮用。

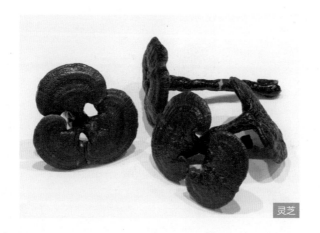

灵芝

## 药酒点评

香菇中的香菇多糖和灵芝中的灵芝多糖可以改善人体的免疫功能，促进新陈代谢，而且还对预防动脉硬化有帮助，所以本药酒是适合糖尿病患者和体弱者服用的补酒。赤灵芝被称为"仙草"，《本草纲目》中提到，灵芝味甘、性平，无毒，久食可让人保持年轻，并有明目益精的功效。

# 温通血脉的枸杞生姜酒

## 功能

温肾助阳，温通血脉。

## 配制及饮用方法

取枸杞子6克、生姜5片，洗净，泡入1000毫升老酒中，用煮酒器煮开1～2分钟，温度适口时饮用。

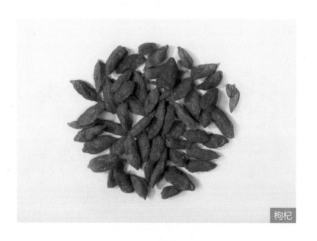

枸杞

## 药酒点评

枸杞子，产于宁夏者最良，可以滋补肝肾、益精明目。生姜辛热，所谓"冬吃生姜，不怕风霜"，在寒冬季节喝一杯枸杞生姜酒，会感觉从胃里升起一股暖流，缓缓流向四肢。上火的人不宜饮用此酒。

# 第2节
# 中药煮酒

本节介绍的均为用黄酒或米酒泡制的药酒，采用煮酒的方法可以让药材中的有效成分更好地析出。

# 养血的当归地黄酒

## 功能

养血活血。

## 配制及饮用方法

取生地黄15克、当归5克，捣成粗末，放进煮酒器中，倒入500毫升黄酒，煮开后小火煎煮20～30分钟。煮好后过滤去渣，装瓶备用。每次20毫升，每日3次，将酒温热，空腹服用。

## 药酒点评

生地黄有清热凉血、养阴生津的功效，可治疗吐血、衄血、骨蒸劳热、阴虚内热等。当归则能补血活血、调经止痛。因此，这款药酒适合有月经不调、痛经、经血色暗有血块等症状的患者饮用。当归性滑、生地黄黏腻，所以脾胃虚寒、湿阻中满及大便溏泄者应慎服此酒。

# 祛风养肾的当归独活酒

## 功能

祛风补血。

## 配制及饮用方法

取独活 30 克、当归 10 克，捣碎，放入干净的器皿中，用 1000 毫升黄酒浸泡 24 小时；然后，取大豆 250 克，在锅中翻炒至青烟冒出，倒入酒中密封。待药酒冷却后，去渣，过滤，装瓶备用。每次 10 ~ 15 毫升，每日 3 次，将酒温热，空腹服用。

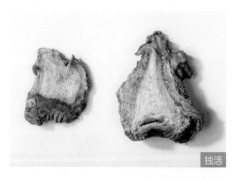
独活

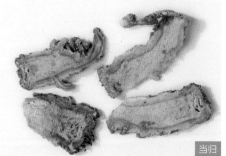
当归

## 药酒点评

独活辛温发散，有祛风除湿、通痹止痛的功效。当归则有补血活血的功效。大豆即黄豆，有健脾宽中、润燥消水的作用。此酒适宜因血虚受风引起关节疼痛、腰酸腿软、手足麻木者服用。

# 疏肝活血的当归红花酒

## 功能

理气活血，调经养血。

## 配制及饮用方法

取当归 30 克、红花 20 克、丹参 15 克、玫瑰花 15 克 ，将上述 4 味药材捣成粗末，装入纱布袋内，放进煮酒器中，倒入 1500 毫升米酒，煮开，冷却，封口，浸泡 7 日后开启，取出药袋，过滤后即可饮用。每次 15 ～ 30 毫升，每日 2 次，将酒温热，空腹服用。

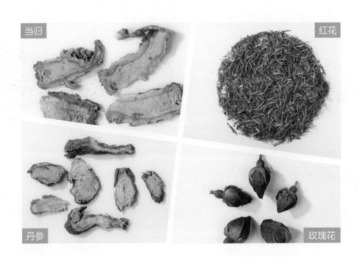

当归 红花 丹参 玫瑰花

## 药酒点评

本方为活血疏肝之方。玫瑰花能疏肝解郁、活血调经，可缓解情绪抑郁、乳房胀痛。丹参可以养血安神，治疗心慌、失眠等神经衰弱症状；当归可补血活血；红花能活血止痛，主治月经不调、痛经等。

# 益气养血的芍药黄芪酒

## 功能

气血双补，调经止带。

## 配制及饮用方法

取白芍 50 克、黄芪 60 克、生地黄 50 克、艾叶 30 克，将上述 4 味药材一同捣成粗末，装入纱布袋内，放进煮酒器中；用 1000 毫升黄酒浸泡，煮开，冷却，封口；7 日后开启，取出药袋，过滤去渣后即可服用。每次 10 ~ 20 毫升，每日 3 次，将酒温热，空腹服用。

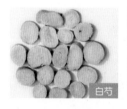
白芍
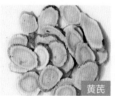
黄芪
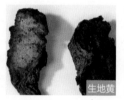
生地黄
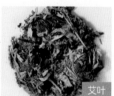
艾叶

## 药酒点评

黄芪为补气升阳之药，艾叶可理气除湿、温经止带。两药一补气，一理气，可以避免白芍、生地黄之滋腻。生地黄滋阴养血，白芍养血敛阴、柔肝止痛，两药偏寒凉、性沉静，可以治疗月经量多、痛经、四肢拘挛作痛。本方有益气养血、调经止痛的功效，适合小腹寒冷的女士饮用。

# 养血安神远志酒

## 功能

养血活血，安神定志。

## 配制及饮用方法

取当归50克、远志50克，将当归、远志捣成粗末，和匀，装入纱布袋内，放入煮酒器中；倒入500毫升黄酒，煮开，冷却密封，7日后开启，取出药袋，过滤后装瓶备用。每次10～20毫升，每晚将酒温热后服用，用完依法再制。

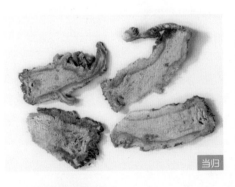
当归

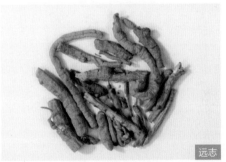
远志

## 药酒点评

当归性温，味甘、辛，有补血活血的功效，被誉为"妇科圣药"。远志性温，味苦、辛，可安神益智、祛痰消肿，主要用于治疗心肾不交引起的失眠多梦、健忘惊悸、疮疡肿毒、乳房肿痛。本药酒可治疗女士痛经，经水不调，失眠健忘，手足不温。但是，患有出血量多疾患者慎服当归，有胃炎及胃溃疡者慎用远志。

# 化痰降气的橘皮竹茹酒

## 功能

降气化痰，清心除烦。

## 配制及饮用方法

将竹茹15克、橘皮15克切碎，放入500毫升黄酒中，上火煮数沸，去渣冷却，装瓶备用。每次10～20毫升，每日3次，将酒温热，饭前服用。

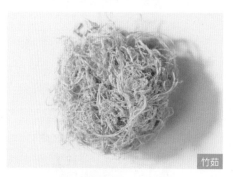

竹茹

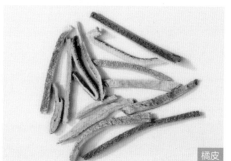

橘皮

## 药酒点评

取新鲜竹茎，除去外皮，将稍带绿色的中间层刮成丝条，阴干，即为竹茹。竹茹性微寒、味甘，可以清热化痰、除烦止呕，主要用于治疗烦热呕呃、痰热咳喘、恶阻、胎动不安等。张仲景的《金匮要略》中有橘皮竹茹汤方，是竹茹入药的最早记载。该方组成为橘皮、竹茹、大枣、生姜、甘草、人参，有理气降逆、益胃清热作用。这里的橘皮竹茹酒即从此方化裁而来，橘皮平其气，竹茹清其热，可以治疗呃逆、胃胀等胃肠不适。

# 温肾助阳的灵脾肉桂酒

## 功能

温补肾阳，健脾利湿。

## 配制及饮用方法

取仙灵脾（即淫羊藿）30克、陈皮15克、黑豆15克、槟榔5克、淡豆豉15克、肉桂10克，将上述药材捣碎，装入纱布袋内，放进煮酒器中，倒入1000毫升黄酒，加生姜3片、葱白1根（切），煮沸3～5分钟，取出药袋和葱姜，去渣，候冷备用。每次10毫升，每日早晚2次，将酒温热后服用。

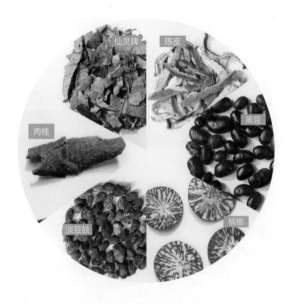

## 药酒点评

此方来源于《普济方》，笔者予以化裁。仙灵脾和肉桂属于辛温大热之品，可以温补肾阳，有提高性欲的功效；生姜、葱白可以走表，祛除体表经络之寒邪；陈皮、豆豉、槟榔可以理痰气，健胃疏风。黑豆可以补肾温脾，以黄酒煮可加强舒筋活血的作用。此酒适合脾肾两虚、脘腹冷痛、食欲不佳、腰酸体弱人群饮用。阴虚火旺或实热证人群不宜饮用。

# 温通肝经的吴萸酒

## 功能

温中止痛，理气燥湿。

## 配制及饮用方法

将吴茱萸30克放入煮酒器中，倒入1000毫升黄酒，煮开，冷却密封，7日后开启，过滤后即可饮用。每次10毫升，每日3次，将酒温热，空腹服用。

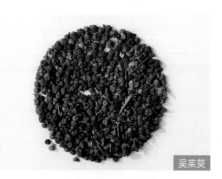

吴茱萸

## 药酒点评

吴茱萸是中医著名的六大陈药之一，性温辛香走窜，该药祛除肝胃寒气效果很好，像头部受寒颠顶头痛、胃寒胃痛，都要用到吴茱萸，但是该药热性较大，所以阴虚火旺者忌服用此酒。

关于吴茱萸名称的由来，民间有一个传说。吴茱萸生长在吴国，原称吴萸。有一年，吴国将吴萸作为礼物进献给楚王，楚王认为礼物轻贱，大为不悦，却而不受。幸亏楚国有位精通医道的朱大夫追去，留下了吴萸种子，在自家的院子里种植。一日，楚王受寒，老胃病复发，诸药无效，朱大夫将吴萸煎汤治好了楚王的病。楚王得知此事的来龙去脉后，派人前往吴国道歉并在楚国广植吴萸。为了让人们永远记住朱大夫的功劳，楚王把吴萸更名为吴茱萸。

# 健胃化痰佐涮锅木香酒

## 功能

健脾养胃，理气化痰，大补元气。

## 配制及饮用方法

取杏仁6克、木香3克，洗净放入1000毫升黄酒中，煮开，去渣冷却，收贮备用。涮羊肉时，将酒温热，适量饮用。

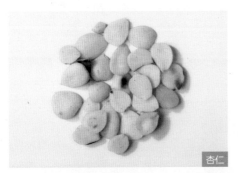
杏仁

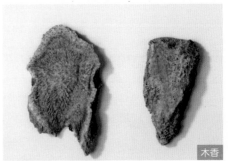
木香

## 药酒点评

《本草纲目》中记载了羊羔酒，以嫩肥羊肉、杏仁、木香、酒曲、糯米酿制，这里为便于饮用改为煮制药酒。羊肉性温味甘，有暖中补虚、补中益气的作用，可治虚劳寒冷、五劳七伤。但是脾胃不健的人，吃羊肉易生痰湿，杏仁能化痰润便、化滞消食，所以加杏仁化痰。木香能祛除羊肉的膻味，而且有行气止痛、温中和胃的功效，同杏仁配伍可防羊肉塞滞滋腻之性。此酒佐餐涮羊肉可以治疗脾胃虚寒、不思饮食、腹胀便溏、腰膝酸软。

# 简化的益肾健骨史国公药酒

## 功能

补肝肾，强筋骨，祛风湿，舒筋活络。

## 配制及饮用方法

取狗胫骨1根，白酒浸1日，焙干酥炙；另备炙鳖甲30克、川牛膝30克、枸杞子30克、当归30克、萆薢30克、防风30克、秦艽30克、羌活30克，将上述药材及处理好的狗胫骨装入纱布袋内，放入干净的器皿中，倒入5000毫升黄酒，煮开后冷却密封，3~7日后开启，取出药袋，过滤，装瓶密封，存放在阴凉干燥处。每次20~30毫升，每日早晚2次温热后饮用。

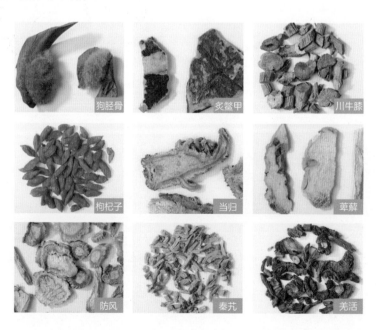

## 药酒点评

本方来源于《证治准绳》史国公药酒，原方用虎胫骨，因为虎属于国家一级保护动物，现以狗骨替代。原方尚有蚕沙、松节、干茄根入药，蚕沙为蚕的粪便，不洁，遂去之，松节、干茄根一般药店难以买到，所以也弃之不用。药味虽繁，可分两类，一部分补肝肾、强筋骨，包括狗胫骨、枸杞子、鳖甲、当归、川牛膝，肝主筋、肾主骨，补肝肾就是强筋骨；另一部分祛风湿、活络止痛，包括羌活、萆薢、防风、秦艽。此酒主治肌肉疼痛，四肢顽麻，骨节酸痛，风寒湿邪导致的关节炎或类风湿性关节炎。

# 化痰通络的白芥子酒

## 功能

温中散寒，利气豁痰。

## 配制及饮用方法

取白芥子30克，将白芥子研成粗末，装入纱布袋内，放入干净的器皿中，倒入1000毫升黄酒，煮开，冷却，取出药袋，过滤后即可饮用。每次20～30毫升，每日2次，将酒温热，空腹服用。

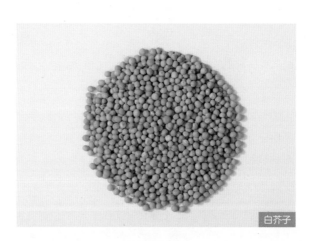

白芥子

## 药酒点评

白芥子味辛、性温，能利气豁痰、温中散寒、通络止痛，可以治疗寒痰喘咳、胸胁胀痛、痰滞经络、关节疼痛、阴疽肿毒。

# 益气滋阴的西洋参酒

## 功能

益气养阴，生津止渴。

## 配制及饮用方法

取西洋参饮片 10 克，置煮酒器中，倒入 500 毫升黄酒煮开，冷却后加盖密封，7 天后即可饮用。每次温饮 10 ～ 15 毫升，每日早、晚各 1 次。

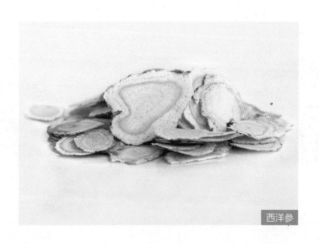

西洋参

## 药酒点评

西洋参性凉，饮之不易上火，有气阴双补之效。可以治疗气虚阴亏所致的内热、咳喘痰血、虚热烦倦、消渴、口燥咽干。忌食萝卜，反藜芦。有小腹冷痛、遇冷腹泻等症状的虚寒体质人群不宜饮用。

# 滋阴补肾的乌发益寿酒

## 功能

滋肝肾，清虚热，乌须发。

## 配制及饮用方法

取女贞子50克、旱莲草30克、黑桑葚30克，将上述药物装进细纱布袋中扎紧，放入煮酒器中，倒入1000毫升黄酒，煮开，冷却加盖密封，7天后可饮用。每日2次，每次温饮20～30毫升。

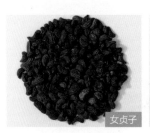
女贞子
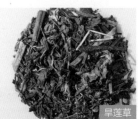
旱莲草
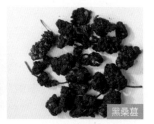
黑桑葚

## 药酒点评

本方由《医方集解》中的二至丸化裁而来。二至丸是由女贞子、旱莲草等份组成（另一说可加桑葚），建议睡前以酒冲服，具有益肝肾、补阴血之功效，主治口苦咽干、头目眩晕、失眠多梦、遗精、须发早白等。本方滋阴，阳虚者慎用；桑葚甘甜，血糖高者去之。

# 滋肾明目的五味沙苑酒

## 功能

补肝肾，明目。

## 配制及饮用方法

取枸杞子15克、山茱萸9克、沙苑子9克、菊花9克、生地黄6克，将上述药材装入纱布袋内，放入干净的煮酒器中，倒入1000毫升黄酒煮开，冷却密封。3～7日后开启，取出药袋，过滤后即可饮用。每次20～30毫升，每日2次，将酒温热，空腹服用。

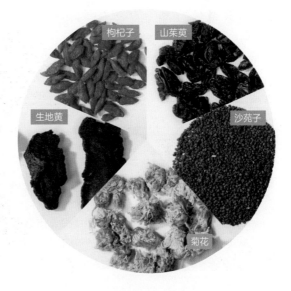

枸杞子　山茱萸

生地黄　沙苑子

菊花

## 药酒点评

枸杞子、沙苑子、山茱萸可补肝肾，并有涩精止遗之功。枸杞子、菊花可以清肝明目，生地黄能滋阴清热。此酒有补肝肾、明目之功效，主治腰膝酸软、头晕眼花、目暗不明等症。

# 软坚消肿的立效酒

## 功能

化痰解毒，止痛散结。

## 配制及饮用方法

取皂角刺15克、栝蒌9克、乳香3克、没药3克、甘草5克，将上述5种药捣成粗末，装入纱布袋，放入煮酒器中，倒入500毫升黄酒，煮开，冷却密封。3～7日后开启，取出药袋，过滤后即可饮用。每次20～30毫升，每日2次，将酒温热，空腹服用。

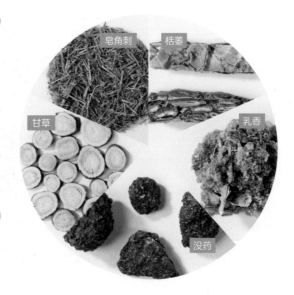

## 药酒点评

皂角刺，性温、味辛，归肝经、胃经，可消肿排脓、杀虫止痒。栝蒌性寒，可清热化痰，乳香、没药是活血药，可以行气活血、消肿止痛。甘草有清热解毒的功效。本方来源于《外科精要》，有消肿止痛、解毒散结的功效。原方主治痈疽瘰疬，现在可以用于缓解一些结节、增生导致的局部肿胀疼痛。

# 抗过敏的乌梅蝉蜕酒

## 功能

散风宣肺，利咽散结，止痒。

## 配制及饮用方法

将乌梅 6 克、牛蒡子 15 克、蝉蜕 10 克、甘草 10 克捣碎，装入纱布袋，放入煮酒器中，倒入 1000 毫升黄酒，煮开，冷却密封。3 ~ 7 日后开启，取出药袋，过滤后即可饮用。每次 20 ~ 30 毫升，每日 2 次，将酒温热，空腹服用。对酒精过敏者不宜饮用此酒。

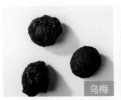
乌梅
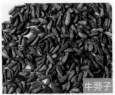
牛蒡子
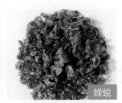
蝉蜕
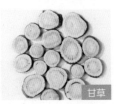
甘草

## 药酒点评

乌梅味酸、涩，酸能生津，涩可收敛，与辛散祛风剂相伍，更能调营卫、固肌腠。后人受此启发将乌梅与辛温发散药相配合治疗各种皮肤过敏症，如施今墨先生的脱敏煎（乌梅、防风、银柴胡等）。蝉蜕本身可以疏风热、透疹止痒，甘草又能清热解毒，润肺止咳，所以本方是调理特禀质的一个方子。此酒有散风宣肺、清热凉血之功效，主治咽喉不利、咳嗽、喉痒、风疹、荨麻疹。

# 《千金方》大补中当归酒

## 功能

养精气，补虚损。

## 配制及饮用方法

取当归 10 克、续断 10 克、肉桂 10 克、川芎 10 克、干姜 10 克、麦冬 15 克、白芍 15 克、甘草 10 克、白芷 10 克、黄芪 15 克、大枣 6 个（瓣开）、干地黄 15 克、吴茱萸 10 克，将上述药材捣成粗末，装入白纱布袋内，放入干净的器皿中，用黄酒浸泡 24 小时，然后煮开，冷却密封。3 ～ 7 日后开启，取出药袋，过滤后即可饮用。每次 20 ～ 30 毫升，每日 2 次，将酒温热，空腹服用。

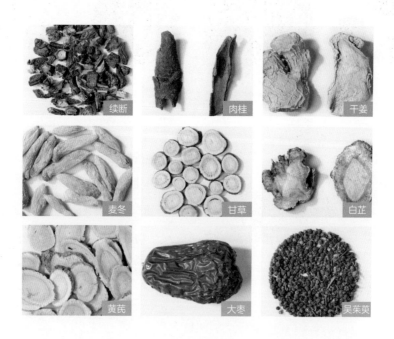

## 药酒点评

此方剂来源于《千金方》，此酒原主治产后虚损、小腹疼痛。方中当归、川芎、干地黄、白芍合用相当于四物汤，是调血养血第一方，能补血并调理冲任二脉。黄芪、续断、白芷、麦冬、大枣可以健脾益气，补肝益肾。肉桂、吴茱萸、干姜为温阳之剂，可以温通经脉，暖小腹而止痛。现本方可以治疗女士气（阳）血亏虚之痛经、小腹冷痛、手足寒冷，整个药酒偏于温补，所以阳盛有火之人不宜应用，身体无虚者不宜常服。

### ▌四物汤

◎方剂来源：《太平惠民和剂局方》

◎方剂组成及服用方法：当归、川芎、白芍、熟地黄各等份。上为粗末，每服三钱，水一盏半，煎至八分，去渣，热服，空心，食前。若妊娠胎动不安，下血不止者，加艾十叶，阿胶一片，同煎如前法；或血脏虚冷，崩中去血过多，亦加胶、艾煎。

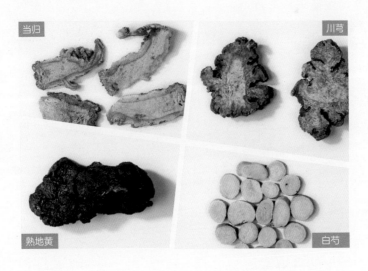

◎**方药解说**：该方是补血调血的基本方，也是治疗经、孕、胎、产的基本方。主治月经不调、脐腹疼痛、崩中漏下、血瘕块硬，妊娠胎动不安、腹痛血下，产后恶露不下、结生瘕聚、少腹坚痛、时作寒热，跌打损伤、腹内积有瘀血等。当归味甘、辛，性温，具有补血调经、活血止痛的作用。熟地黄味甘，性微温，具有补血滋阴、补精益髓的作用。川芎味辛，性温，有行气活血的作用。白芍味酸、苦，性微寒，能够养血柔肝。四味药有阴有阳，有补有行，熟地黄、白芍是补的，可以补血，当归、川芎是行的，可以和血。熟地黄、白芍是阴药，当归、川芎是阳药。四味药尚有春生、夏长、秋收、冬藏之妙，如柯琴曰："是方乃肝经调血之专剂，非心经生血之主方也。当归甘温和血，川芎辛温活血，芍药酸寒敛血，地黄甘平补血。四物具生长收藏之用，故能使营气安行经隧也。"如果月经不调兼火加丹皮、栀子，兼寒加艾叶、香附，兼血瘀加桃仁、红花，如果月经量多去川芎加阿胶，兼气虚加黄芪、人参。从全方看，该方整体偏温，所以阴虚发热及血崩气脱之证不宜使用，因为它是一个调血之剂，而非滋阴之方。

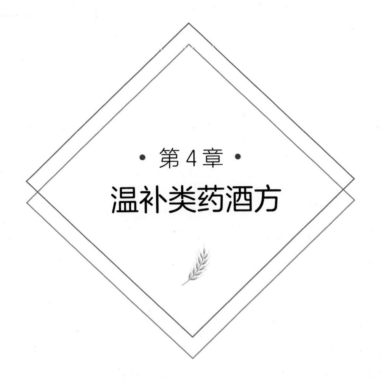

· 第 4 章 ·

# 温补类药酒方

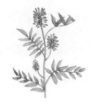

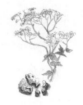

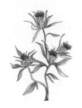

# 第1节
## 温补类药酒的特点

　　温补类药酒多以高度白酒浸泡而成，且大多要浸泡一周以上，所以适合有饮酒习惯的气虚或阳虚人群。气虚人群的特点是有疲乏、气短、自汗、精神不振等症状，舌淡红，舌边有齿痕，脉弱。阳虚人群的特点为在气虚的基础上还有畏寒怕冷，手足不温，喜热饮食，精神不振，舌淡胖嫩，脉沉迟。

　　温补的脏腑主要是心和肾。心以阳气为用，故喻之为人身之"日"。"心为火脏，烛照万物"（《血证论·脏腑病机论》），故凡脾胃之腐熟运化、肾阳之温煦蒸腾，以及全身的水液代谢、汗液的调节等均需心阳的作用。

　　肾阳主一身之阳，为"命门之火"，对身体各个脏腑起着推动和温煦的作用，肾阳到达各脏腑后，则转化为该脏腑之阳。肾阳旺，则全身之阳皆旺；肾阳衰，则全身之阳皆衰；肾阳亡，则全身之阳皆灭，人的生命便会终结。所以，肾阳对人的生命至关重要。

人体衰老，首先表现为肾气虚，有腰酸乏力、精力下降等症状，继而会表现为肾阳虚，最后由肾阳不足累及心阳不足，出现形寒肢冷、胸闷胸痛。这种情况在老年男性中较多见，因此温补类药酒尤其适合老年男士饮用。但是，本类药酒气味具厚、酒精度高，应在医师指导下应用。有实热证、高血压病、冠心病、糖尿病的患者应避免饮用温补类药酒。

# 第2节
# 常用温补类药酒

本节将介绍 17 个常用的温补类药酒方，读者可根据自身情况在中医师的指导下选用。

## 补气养肾的人参虫草酒

### 功能

补气养血，培补肾气。

### 制法及饮用

取枸杞子 10 克、黄精 10 克、黄芪 10 克、当归 10 克、冬虫夏草 3 克、龙眼肉 6 克、人参 10 克，将上述药物饮片装入白纱布袋中，放入干净泡酒容器中，倒入 2000 毫升高度白酒，密封，浸泡 7 ~ 10 天后即可饮用。每次取 10 ~ 30 毫升，温热饮用，每天饮用 1 ~ 2 次，可以在进食午餐、晚餐时佐餐饮用。

### 药酒点评

人参为"百草之王"，大补元气，配黄芪补肺气；当归、龙眼肉养血，补心安神；枸杞子、黄精、冬虫夏草补肾气。所以，这是一款缓衰老、补气血的养身酒。饮用此酒可使人面色红润、精力充沛，有效缓解疲劳、腰膝酸软、气短乏力等肺肾气虚的症状。

# 益肾壮骨杜仲三七酒

## 功能

补肾壮骨，养血活血，祛风止痛。

## 制法及饮用

取杜仲 15 克、三七 10 克、当归 10 克、枸杞子 10 克、熟地黄 10 克、黄芪 10 克、羌活 10 克、独活 10 克、红花 6 克、怀牛膝 10 克，将上述药物饮片装入白纱布袋，放入干净泡酒容器中，倒入 2000 毫升高度白酒，密封，浸泡 7 ~ 10 后即可饮用。每次取 10 ~ 30 毫升，温热饮用，每天饮用 1 ~ 2 次，可以在进食午餐、晚餐时佐餐饮用。

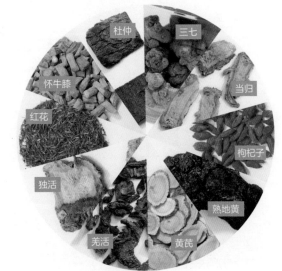

## 药酒点评

本酒以杜仲三七为名，强调益肾壮骨和活血定痛。凡骨节疼痛变形，无不强调补肾；筋肉疼痛麻木，无不强调养肝活血，统称补肝肾、强筋骨，是中医调理关节肌肉疼痛的不二法门。杜仲、枸杞子、熟地黄、怀牛膝补肾，三七、当归、红花活血止痛，凡寒性疼痛，均遇风加重，所以用黄芪固表以御风，而羌活、独活可以搜风止痛。本药酒适用于筋骨疼痛、虚弱无力的人群。

# 补益气血的十全大补酒

## 功能

补气养血。

## 制法及饮用

准备当归 30 克、白芍 30 克、熟地黄 30 克、川芎 30 克、人参 10 克、白术 30 克、茯苓 30 克、黄芪 30 克、甘草 30 克、肉桂 10 克，白酒 2000 毫升。将上述药物研碎成粗末，装入白纱布袋中，浸于白酒中，7 天后可饮用。每次取 10 ~ 30 毫升，温热饮用，每天饮用 1 ~ 2 次，可以在进食午餐、晚餐时佐餐饮用。

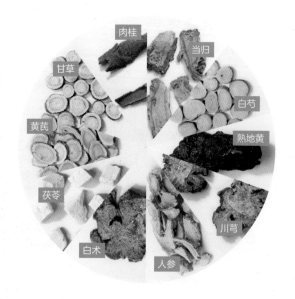

肉桂　当归　甘草　白芍　黄芪　熟地黄　茯苓　川芎　白术　人参

## 药酒点评

当归、白芍、熟地黄、川芎为四物汤配方，有养血活血作用；人参、白术、茯苓、甘草为四君子汤配方，有补气作用；两者合起来为八珍汤，可以气血双补；再加黄芪、肉桂可温阳补气，适用于气血两虚偏阳虚的人群，可缓解气血不足所引起的食少乏力、头晕心悸、畏寒肢冷等症状。

# 健脾益气的参芪酒

## 功能

补气，健脾。

## 制法及饮用

准备党参15克、黄芪15克、山药15克、茯苓15克、扁豆15克、白术15克、甘草10克、大枣6克(瓣开)，白酒1000毫升。将上述药物捣碎成粗末，装纱布袋中扎口，浸于白酒中，7天后可饮用。每次取10～30毫升，温热饮用，每天饮用1～2次，可以在进食午餐、晚餐时佐餐饮用。

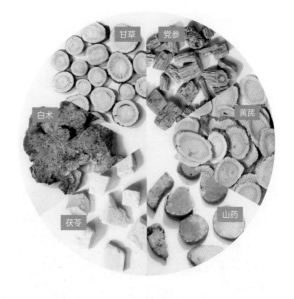

## 药酒点评

本方的主要作用是健脾益气，可以有效缓解脾虚不运引起的气虚乏力、不思饮食、大便稀溏等症状，且方中药物易得，成本低，比较实用。

# 祛风止痛的独活除痹酒

## 功能

补气活血，温经散寒，祛风除湿。

## 制法及饮用

准备独活30克、防风10克、炙甘草10克、蜀椒10克、白术10克、川牛膝10克、川芎10克、干姜10克、当归10、桂枝10克、葛根10克、秦艽10克、山茱萸10克、黄芪20克，白酒2000毫升。将上述药物捣碎成粗末，装纱布袋中扎口，浸于白酒中，7天后可饮用。每次取10～30毫升，温热饮用，每天饮用1～2次，可以在进食午餐、晚餐时佐餐饮用。

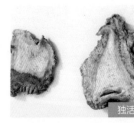
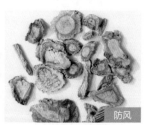
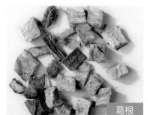

独活　防风　葛根

## 药酒点评

本药酒的主要作用为祛风湿、散寒邪、止痹痛，适用于风寒湿邪侵袭关节肌肉所致的关节疼痛、屈伸不利、肢体麻木等症。容易上火或阴虚体质的人群不宜使用。

# 养心抗衰的五味子酒

## 功能

大补气血，养心安神。

## 制法及饮用

准备五味子15克、柏子仁10克、酸枣仁10克、龙眼肉10克、党参15克、丹参10克，白酒1000毫升。将上述药物捣碎成粗末，装纱布袋中扎口，浸于白酒中，7天后可饮用。每次取10～30毫升，温热饮用，每天饮用1次，可于晚餐时佐餐饮用。

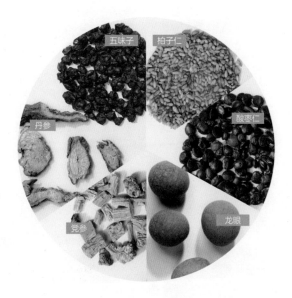

## 药酒点评

本方可补气、安心神，适用于失眠人群，对于心气虚导致的失眠、健忘、心悸不安，睡前服用疗效更好。

# 《万病回春》八珍酒

## 功能

滋补气血，调理脾胃，美容悦色。

## 制法及饮用

准备全当归 20 克、炒白芍 20 克、生地黄 20 克、茯苓 20 克、炙甘草 20 克、五加皮 20 克、肥红枣 20 克、胡桃肉 20 克、白术 20 克、川芎 20 克、人参 10 克，白酒 2000 毫升。将上述中药研成粗末，装入纱布袋中，将口系紧，在白酒坛中浸泡 7 天。开启封口后，取出药包，将酒过滤、装入瓶中备用。每次 10 ～ 30 毫升，每日服 1 ～ 2 次，饭前将酒温热后服用。

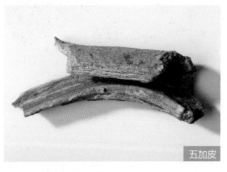
五加皮

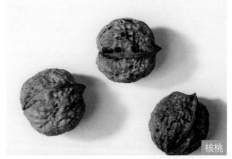
核桃

## 药酒点评

本方来源于《万病回春》一书，在八珍汤基础上加味。五加皮有祛除风湿、强壮筋骨的功效。胡桃肉即核桃仁，可润肺补肾、乌须发、强记忆。大枣能起到健脾及调和诸药的作用。此酒可用来治疗气血亏损引起的面黄肌瘦，心悸怔忡，精神萎靡，气短懒言，劳累倦怠，头晕目眩等症。

# 益肾健骨的牛膝独活酒

## 功能

益肾健骨，祛风胜湿。

## 制法及饮用

准备桑寄生 30 克、怀牛膝 30 克、独活 25 克、秦艽 25 克、杜仲 30 克、人参 10 克、当归 30 克，白酒 2000 毫升。将上述中药研成粗末，装入纱布袋中，放入酒中浸泡。30 天后将药袋取出，过滤去渣，装瓶备用。每次饮用 10 ~ 30 毫升，每日 1 次（上午 9 ~ 11 点服用为佳）。

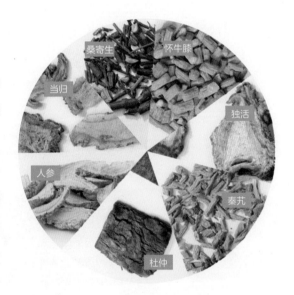

## 药酒点评

本方来源于《千金方》。杜仲、怀牛膝、桑寄生能补益肝肾，强筋壮骨。当归、人参可养血益气。独活、秦艽有祛湿、宣痹、止痛的作用。此酒可用来治疗腰膝发凉、麻木、酸软疼痛，关节屈伸不利。

# 大补元气的人参酒

## 功能

大补元气，温通血脉。

## 制法及饮用

准备人参一棵（整个最好，全须全尾），白酒 2000 毫升。取一个干净的广口瓶，倒入白酒，放入人参，封口，浸泡 7 天即可饮用。每次饮用 10 ~ 30 毫升，每日 1 次（午餐时佐餐饮用为佳）。

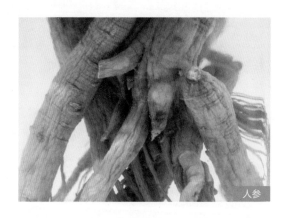

人参

## 药酒点评

人参酒是比较常用的药酒。人参味甘、微苦，性平偏温，被誉为"百草之王"，可以安精神、健脾补肺、益气生津，大补人体之元气。但是，易上火人群及高血压病患者慎用。

# 阴阳双补的黄芪枸杞酒

## 功能

补气养血，滋阴补肾。

## 制法及饮用

准备黄芪 30 克、炒白术 30 克、枸杞子 60 克、桑葚 30 克，白酒 2000 毫升，将所有药材研碎，装入纱布袋中，于白酒内浸泡 7 天即可。启封后过滤，去渣留液，装瓶备用。每次饮用 10～30 毫升，每日服 1～2 次，将酒温热，饭前服用。

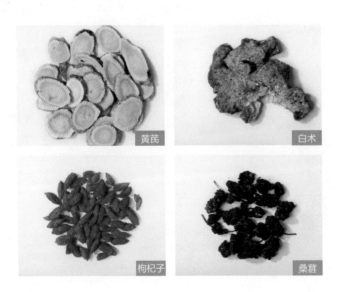

## 药酒点评

黄芪、白术甘温益气，枸杞子、桑葚能补肝肾之阴。此酒力缓，可治体弱无力、头晕目眩、腰膝酸软等症。

# 温肾涩精的枸杞沙苑子酒

## 功能

补肾壮阳，涩精止遗。

## 制法及饮用

准备人参20克、枸杞子30克、沙苑子30克、淫羊藿20克、芡实20克、远志20克、沉香3克、龙眼肉5个，白酒2000毫升。将上述中药捣碎，装入纱布袋中，加入白酒浸泡，密封，7天后即可饮用。每次饮用10～30毫升，每日服1～2次，将酒温热，饭前服用。

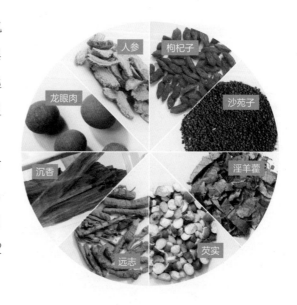

## 药酒点评

本药酒主治肾虚阳痿、腰膝无力、遗精早泄、气虚乏力、面容萎黄。肾阳虚老年人群经常适量饮用此酒，可强壮身体。阴虚火旺者慎用。

# 大补阳气的参茸药酒

## 功能

补肾壮阳，滋补气血。

## 制法及饮用

准备人参20克、鹿茸10克、龙眼肉20克、陈皮30克、枸杞子30克、补骨脂20克、黄精20克、韭菜子20克、淫羊藿20克、灵芝20克、当归20克，白酒5000毫升。将上述中药捣碎，装入纱布袋中，加入白酒浸泡，密封，7天后即可饮用。每次饮用10～30毫升，每日服1～2次，将酒温热，饭前服用。

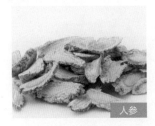
人参

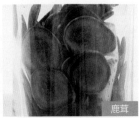
鹿茸

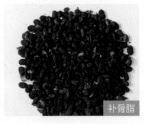
补骨脂

## 药酒点评

本方适用于肾阳虚损、气血虚弱引起的腰酸腿软，四肢乏力，手足不温，阳痿不举，阴囊湿冷，腰酸寒冷，妇女白带清稀等症。该酒药性极热，气盛的青壮年及阴虚火旺者禁用。

# 平和补肾的人参枸杞酒

## 功能

温肾益气，阴阳双补。

## 制法及饮用

取人参饮片20克（也可改为党参50克）、枸杞子250克，捣碎，装入纱布袋，放入干净的泡酒容器中，倒入3000毫升白酒，密封，浸泡7天即可饮用。每次饮用10～30毫升，每日服1～2次，将酒温热，饭前服用。

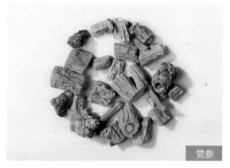
党参

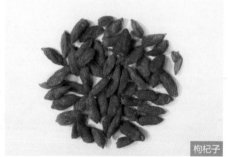
枸杞子

## 药酒点评

人参大补元气，枸杞子养肾滋肝，此酒适用于肾气不足引起的乏力少食、头晕健忘、阳痿、腰膝酸痛等症。人参为名贵中药材，不易得，在没有人参的情况下，可用党参来替代。

# 补养肺肾的虫草人参酒

## 功能

补肾壮阳，益肺止咳。

## 制法及饮用

冬虫夏草2个，人参饮片20克，用500毫升白酒浸泡7天即成。每次饮用10～30毫升，每日服1～2次，将酒温热，饭前服用。

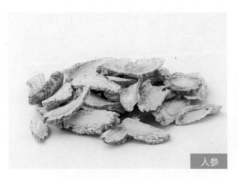
人参

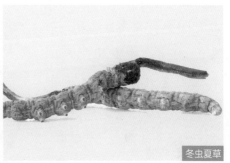
冬虫夏草

## 药酒点评

冬虫夏草味甘、性平，入肾经和肺经，有补肾益肺的作用，可以治疗阳痿、腰膝酸软、身倦乏力、久咳虚喘等。人参能大补元气，二者配伍能增强药材的补益作用。

# 补肾强身的人参海马酒

## 功能

温肾壮阳。

## 制法及饮用

准备人参饮片10克、淫羊藿10克、菟丝子10克、覆盆子10克、海马（或海龙）10克、鹿茸10克、韭菜子10克、桑葚30克，白酒5000毫升。将上述药物研成粗末，装入纱布袋，放入干净的容器中，倒入白酒，密封。7天后启封，取出药袋，过滤，装瓶备用。每次饮用10～30毫升，每日服1～2次，将酒温热，饭前服用。

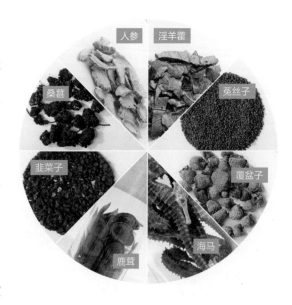

## 药酒点评

海马（或海龙）有补肾壮阳、活血化瘀的作用，和其他温肾壮阳药物一起配伍可治疗肾阳虚衰引起的阳痿、腰膝酸软、夜尿多、尿频等症。因为海马（或海龙）还有活血化瘀的作用，所以此药酒也可用于治疗各种瘀血肿痛、跌打损伤。

# 药香扑鼻的沉香助阳酒

## 功能

补肾益肝，健脾和胃。

## 制法及饮用

准备沉香 5 克、丁香 15 克、山茱萸 20 克、枸杞子 20 克、沙苑子 15 克、淫羊藿 15 克、远志 10 克、龙眼肉 10 个、白酒 3000 毫升。将上述药物研碎，置于细纱布袋内，放入广口玻璃瓶中，倒入白酒，密封浸泡 1 日。打开瓶盖，隔水煮 30 分钟，稍放凉后再次加盖密封，7 天后即可饮用。每次饮用 10 ~ 30 毫升，每日服 1 ~ 2 次，将酒温热，饭前服用。

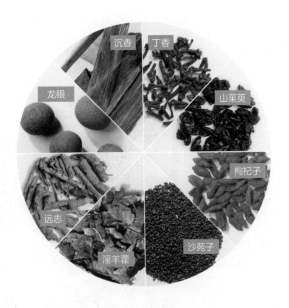

## 药酒点评

沉香味辛、苦，性微温，归脾、胃、肾经，有行气止痛、温中止呕、纳气平喘的作用，主治腹部胀痛、胃寒呕吐、肾虚气逆喘急。丁香也有温中降逆、补肾助阳的作用，所以此药酒可以用于治疗脾胃虚寒、呃逆呕吐、食少吐泻、心腹冷痛、肾虚阳痿等。

# 补肾活血的梅花沉香酒

## 功能

补肾活血，芳香开窍。

## 制法及饮用

准备沉香5克，玫瑰花、红花、梅花、凌霄花、合欢花各30克，白酒3000毫升。将上述6味药装进纱布袋，泡入酒中，密封，7天后即可饮用。每次饮用10～30毫升，每日服1～2次，将酒温热，饭前服用。

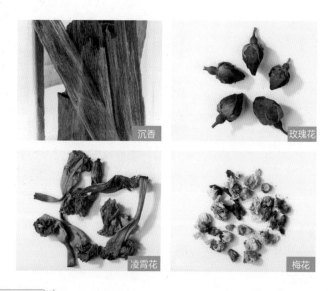

## 药酒点评

本酒适合女士饮用，不胜酒力者可以用老酒替代白酒。饮用此酒可以缓解女性的畏寒肢冷、性欲减退、痛经、月经量少色暗等肾虚血瘀症状。

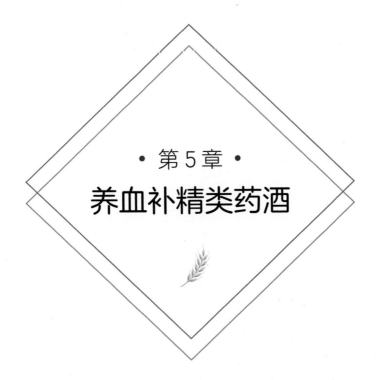

・第5章・

# 养血补精类药酒

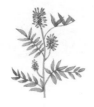

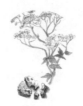

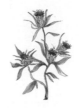

# 第1节
# 养血补精类药酒的特点

　　精血充足是身体强壮的表现。《素问·五脏生成》记载"故人卧血归于肝，肝受血而能视，足受血而能步，掌受血而能握，指受血而能摄"，《灵枢·决气》中又说"精脱者，耳聋"，所以精血充足才能耳聪目明、手足有力。相反，早衰者就是精血不足，例如出现视物不清、耳鸣耳聋、须发早白或脱落、眩晕健忘、腰膝无力等症状均为精血亏虚，都应该滋补精血。

　　精、血属于有形物质，生成不易。元代名医朱丹溪的《格致余论》中写："故人之生也，男子十六岁而精通，女子十四岁而经行，是有形之后，犹有待于乳哺水谷以养，阴气始成而可与阳气为配，以能成人，而为人之父母。古人必近三十、二十而后嫁娶，可见阴气之难于成，而古人之善于摄养也。《礼记》注曰：惟五十然后养阴者有以加。《内经》曰：年至四十阴气自半而起居衰矣。又曰：男子六十四岁而精绝，女子四十九岁而经断。夫以阴气之成，止供得三十年之视听言动，已先亏矣。"可见，精、血的生成都需要后天摄取水谷以滋养，而到中年后应格外注意养血补精。

精、血都属于阴性物质，精藏于肾，血藏于肝，肾中精气充盈，则肝有所养，血有所充；肝的藏血量充盛，则肾有所藏，精有所资，故有"精血同源"一说。所以，常用补益肝肾之阴的药物滋补精血。另外，许多动物类中药，称"血肉有情之品"，滋补精血的效果较好。这类药物颜色多为黑色、红色，黑色入肾，红色入血，鲜品一般黏稠多液，比较滋腻，多服、久服容易出现食欲不振、胃部发胀。而做成药酒服用可以避免这些副作用，酒性温散，可以为滋补药的舟楫之剂。

# 第2节
# 常用养血补精类药酒

以下为11种常用的养血补精类药酒方，有精血不足表现的人群可在中医师指导下选用。

## 功同四物的一味丹参酒

### 功能

养血安神。

### 制法及饮用

取丹参饮片100克，将饮片装入白纱布袋，放入干净泡酒容器中，加2000毫升白酒，密封，浸泡7～10天后取酒饮用。每次取10～30毫升，温热饮用，每日饮用1～2次，可以佐餐饮用。

### 药酒点评

丹参味苦，性微寒，入心、肝二经，有活血化瘀、通经止痛、清心除烦、凉血安神的功效，所以有"一味丹参饮，胜过四物汤"的说法。此酒可用于治疗心烦不眠、月经不调、痛经等症。

# 养血安神的当归首乌酒

## 功能

益精血，安精神，悦颜色。

## 制法及饮用

取当归15克、柏子仁15克、何首乌15克、怀牛膝15克，将上述药物饮片装进白纱布袋，放入干净泡酒容器中，加2000毫升白酒，密封，浸泡7～10天后取酒饮用。每日取10～30毫升，温热饮用，每日饮用1～2次，可以在进食午餐、晚餐时佐餐饮用。

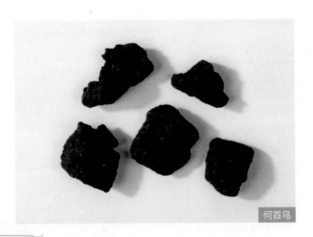

何首乌

## 药酒点评

当归是养血活血最常用的药物，养血就能安神，配合柏子仁和白酒安眠之力更佳。何首乌、怀牛膝是补肾精、乌须发的要药，本药酒适用于须发早白、心慌气短、失眠健忘等症。

# 延寿补精的黄精桑葚酒

## 功能

补精血，明目聪耳。

## 制法及饮用

准备黄精30克，石斛30克，桑葚30克，枸杞子30克，白酒3000毫升。将药物洗净晾干，放入干净泡酒容器中，加3000毫升白酒，密封，浸泡7～10天后取酒饮用。每次取10～30毫升，温热饮用，每日饮用1～2次，可以佐餐饮用。

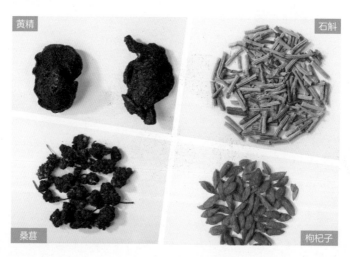

## 药酒点评

黄精补精，桑葚养血，石斛明目，枸杞子聪耳。本药酒可用于治疗肝肾亏虚、精血不足导致的视物不清、耳鸣耳聋、须发早白等症状。

# 养血补心的龟甲灵芝酒

## 功能

养血补心，安神，改善免疫功能。

## 制法及饮用

准备龟板12克，灵芝15克，当归、杜仲、枸杞子各10克。将药物饮片装入白纱布袋，放入干净泡酒容器中，加2000毫升白酒，密封，浸泡7～10天后取酒饮用。每次取10～30毫升，温热饮用，每日饮用1～2次，可以佐餐饮用。

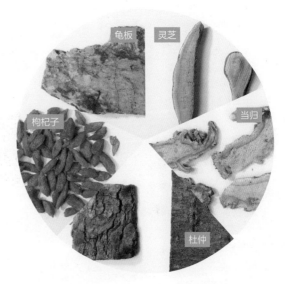

## 药酒点评

龟板有滋阴补肾、补心安神的作用，灵芝可以补五脏、安精神，两者合用能够治疗心慌、失眠、健忘。配合当归、杜仲、枸杞子可以补肝肾，强筋骨，延年益寿。

# 益气补肾的人参固本酒

## 功能

益气补肾。

## 制法及饮用

准备人参 10 克，熟地黄 15 克，麦冬 30 克，天冬 15 克，茯苓 20 克，生地黄 15 克，白酒 3000 毫升。将上述药物饮片装入白纱布袋，放入砂锅内，加白酒泡透，用火煮开，可见酒色发黑，凉凉，然后加盖密封,3天后可饮用。每次取 10 ～ 30 毫升，温热饮用，每日饮用 1 ～ 2 次，可以佐餐饮用。

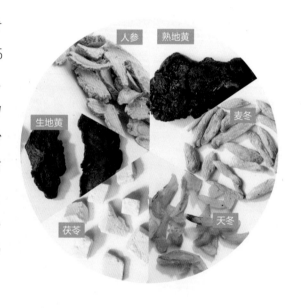

## 药酒点评

本药酒外观欠佳，主要为生地黄和熟地黄的颜色。生地黄可清热凉血、养阴生津，熟地黄可滋阴补血。所以该药酒可以滋阴补虚、益气养血，适用于治疗乏力、须发早白、腰膝酸软、肺热燥咳等症。

# 滋养肺肾的二地二冬酒

## 功能

滋阴降火，润肺止咳。

## 制法及饮用

准备天冬 30 克，麦冬 30 克，五味子 15 克，地骨皮 15 克，生地黄 30 克，熟地黄 30 克。将上述药物饮片装入白纱布袋，放入干净泡酒容器中，加 3000 毫升白酒，密封，浸泡 7 ~ 10 天后取酒饮用。每次取 10 ~ 30 毫升，温热饮用，每日饮用 1 ~ 2 次，可以佐餐饮用。

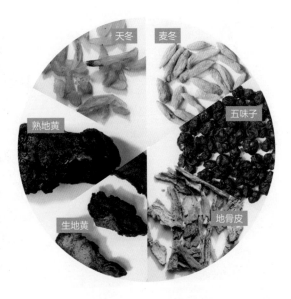

## 药酒点评

生地黄、熟地黄、天冬皆为滋阴降火的中药，麦冬、五味子、地骨皮为养肺阴、清肺火的中药，六味药合用可以治疗肺肾阴虚导致的咳嗽少痰、手足心热、两颧发红等症状。

# 涩精止遗的萸肉五味子酒

## 功能

滋阴降火，固精止遗。

## 制法及饮用

山萸肉（山茱萸）30克，五味子30克，菟丝子30克，沙苑子15克，益智仁15克，远志15克。将上述药物装入白纱布袋，放入干净泡酒容器中，加3000毫升白酒，密封，浸泡7～10天后取酒饮用。每次取10～30毫升，温热饮用，每日饮用1～2次，可以佐餐饮用。

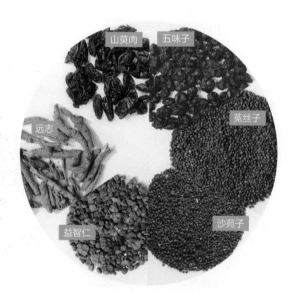

## 药酒点评

山萸肉、五味子味酸涩，可以固精止遗、敛汗；菟丝子、沙苑子、益智仁有固精缩尿的作用；远志有安神、消肿的作用。本药酒主治头晕耳鸣，健忘心慌，腰脚软弱，遗精早泄，夜尿频多。

# 养血乌发的枸杞黄精酒

## 功能

补肝肾，益精血。

## 制法及饮用

准备枸杞子 50 克，黄精 50 克，白芍 30 克，当归 15 克，桑葚 15 克，天冬 15 克。将上述药物装入白纱布袋，放入干净泡酒容器中，加 3000 毫升白酒，密封，浸泡 7～10 天后取酒饮用。每次取 10～30 毫升，温热饮用，每日饮用 1～2 次，可以佐餐饮用。

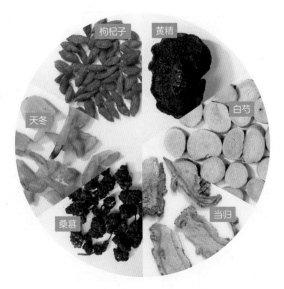

## 药酒点评

枸杞子、黄精均药性平和，常服可以补肾而不会上火；白芍、当归、桑葚、天冬可养血，活血，滋阴。此酒可以降虚火、利血脉，主治头晕目眩、须发早白、肌肤干燥等症，也可治疗肺肾阴虚所致的干咳、口燥咽红、肢体酸痛麻木。

# 补肺止咳的人参蛤蚧酒

## 功能

补气益肾，敛肺止咳。

## 制法及饮用

人参10克,蛤蚧一双(可以剪碎),山茱萸15克,五味子10克,麦冬30克,沙参15克。将上述药物装入白纱布袋,放入干净泡酒容器中,加2000毫升白酒,密封,浸泡7~10天后取酒饮用。每次取10~30毫升,温热饮用,每日饮用1~2次,可以佐餐饮用。

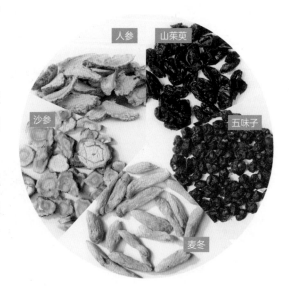

## 药酒点评

蛤蚧补肺益肾,可治咳痰、咳血,与人参相配治疗久咳气虚。山茱萸、五味子敛肺止汗,可以治疗久咳少痰、自汗盗汗。麦冬、沙参养肺阴,可以治疗肺阴虚导致的干咳。所以,本药酒有补肺益肾、养阴止咳的作用,适用于治疗虚喘气促、干咳、咳血等症。

# 气阴双补的西洋参黄精酒

## 功能

益气滋阴，固精止遗。

## 制法及饮用

取西洋参 15 克、黄精 30 克、菟丝子 30 克、熟地黄 15 克，将上述药物装入白纱布袋，放入干净泡酒容器中，加 2000 毫升白酒，密封，浸泡 7 ~ 10 天后取酒饮用。每次取 10 ~ 30 毫升，温热饮用，每日饮用 1 ~ 2 次，可以佐餐饮用。

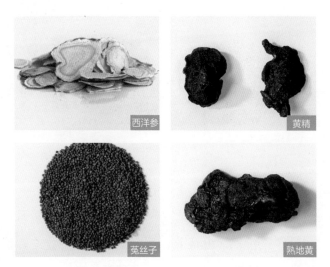

西洋参　　黄精

菟丝子　　熟地黄

## 药酒点评

西洋参滋阴降火，黄精、熟地黄可补肾精，菟丝子有益肾固精的功效，本药酒适宜阴虚火旺人群饮用，有养精美颜、补血强精的功效。可治疗手足心热、遗泄频频、失眠健忘、腰膝酸软等症。

# 养心安眠的莲子益智酒

## 功能

养心安神。

## 制法及饮用

取莲子（打碎）30克、益智仁（打碎）15克、酸枣仁（打碎）30克、茯神15克，将上述药物装入白纱布袋，放入干净泡酒容器中，加2000毫升白酒，密封，浸泡7～10天后取酒饮用。每次取10～30毫升，温热饮用，每日饮用1次，睡觉前饮用。

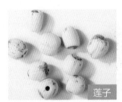 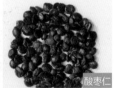 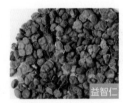 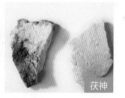

莲子　　酸枣仁　　益智仁　　茯神

## 药酒点评

心神不安最常见的原因是心血或肾阴不足，虚火扰神导致心悸失眠。莲子、益智仁既有涩精止遗的功效，又有安神益智的作用；酸枣仁、茯神是治疗失眠多梦的要药，常服有养心安神的功效。所以，本药酒有养心安神的功效，适宜心烦失眠人群饮用。

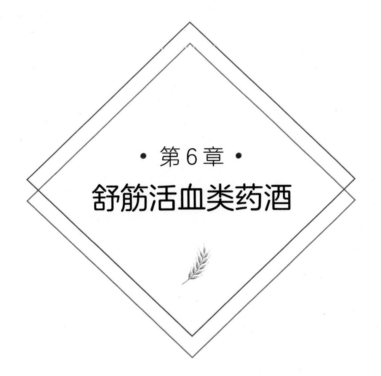

第 6 章

# 舒筋活血类药酒

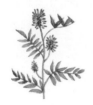 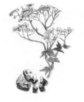 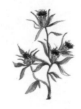

# 第1节
# 舒筋活血类药酒的特点

疼痛产生的一大原因是气血流通不畅，局部瘀血引起疼痛。跌打损伤会形成瘀血，风寒湿邪侵袭局部，日久也会导致气血不通，像风湿性关节炎、类风湿关节炎、"老寒腿"等，在中医上都属于"痹症"的范畴。

"痹"是闭塞不通的意思。《黄帝内经·痹论》中记载："风寒湿三气杂至，合而为痹也。其风气胜者为行痹，寒气胜者为痛痹，湿气胜者为着痹也。"意思是说，痹证是由于风、寒、湿三气相杂侵袭人体导致的，如果疼痛的部位游走不定，感受是风邪；如果局部疼痛很剧烈，感受的可能是寒邪；如果局部麻木不仁，可能是感受了湿气。

药酒非常适合用来治疗痹证引起的疼痛，因酒本身属于辛热走窜之品，有舒筋活血的作用，再加上舒筋活血的中药泡制成药酒，通络止痛的效果非常好。虫类中药泡制的药酒，例如常用的全蝎酒、乌梢蛇酒都是舒筋止痛的佳品。还有一些有活血化瘀功效的草药，价格低廉，服用方便，很适合用来治疗"老寒腿"。但是，治疗痹证的药酒大多会用到附子、乌头、蜈蚣等有毒药物，服用要慎重。本章所选中药尽量以缓效平稳的药材为主，避用毒性较大的药物，但舒筋活血类药物均有辛烈走窜之性，一定不要过量服用。

# 第2节
# 常用舒筋活血类药酒

本节介绍11种常用的舒筋活血类药酒，有腰腿疼痛、肢体麻木等症状的人群可在中医师指导下选用。

## 补益肝肾的五加皮酒

### 功能

补肝肾，强筋骨，利血脉。

### 制法及饮用

准备五加皮15克，当归30克，怀牛膝30克。将上述药物装入白纱布袋，放入干净泡酒容器中，加2000毫升白酒，密封，浸泡7～10天后取酒饮用。每次取10～30毫升，温热饮用，每日1～2次，可以佐餐服用。

### 药酒点评

方剂来源于《本草纲目》。五加皮味辛、苦，性温，可祛风胜湿、强筋骨、补肝肾、利水。当归补血活血，怀牛膝可补肝肾、壮筋骨、利尿通淋、活血散瘀。此酒可祛湿气、利血脉、强腰膝，主治风湿麻痹、四肢拘挛、腰腿软而无力等症。

# 祛风胜湿的二活灵仙药酒

## 功能

祛风除湿，补肾健骨。

## 制法及饮用

准备羌活30克，独活30克，威灵仙15克，杜仲15克，续断15克，肉桂10克。将上述药物装入白纱布袋，放入干净泡酒容器中，加2500毫升白酒，密封，浸泡7～10天后取酒饮用。每次取10～30毫升，温热饮用，每日1～2次，可以佐餐服用。

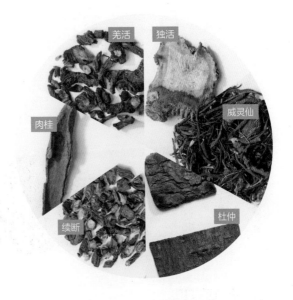

## 药酒点评

羌活善治身体上部受风痛麻，独活善治腰腿疼痛，威灵仙为通经络、祛风湿的常用药物，杜仲、续断、肉桂均有补肾强骨之功。所以，本药酒可以内筑根基、外御风邪，从而起到舒筋活血的功效。

# 舒筋活络的伸筋透骨草药酒

## 功能

祛风散寒，除湿通络。

## 制法及饮用

准备伸筋草15克，透骨草15克，豨莶草15克，蜈蚣1条。将上述药物装入白纱布袋，放入干净泡酒容器中，加2500毫升白酒，密封，浸泡7～10天后取酒饮用。每次取10～30毫升，温热饮用，每日1～2次，可以佐餐服用。

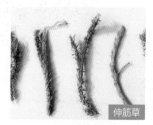
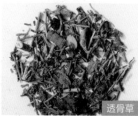
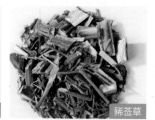

伸筋草　透骨草　豨莶草

## 药酒点评

伸筋草、透骨草均有祛风除湿、舒筋通络的作用；豨莶草除有祛风湿、通经络的作用外，还有降血压、消水肿的作用。再加上一味虫类药物，通络作用得到增强。

# 理气化湿的薏米木瓜酒

## 功能

化湿气，通经络。

## 制法及饮用

准备薏米（打碎）30克，木瓜15克，苍术15克，白术15克，桂枝15克，茯苓15克。将上述药物装入白纱布袋，放入干净泡酒容器中，加3000毫升白酒，密封，浸泡7~10天后取酒饮用。每次取10~30毫升，温热饮用，每日1~2次，可以佐餐服用。

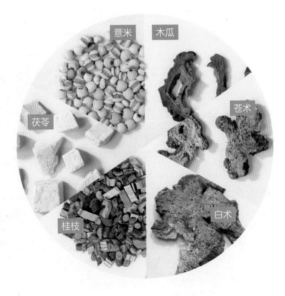

## 药酒点评

薏米可以健脾祛湿，是化湿气的常用药物；木瓜味酸、性温，有平肝舒筋的作用；茯苓、桂枝、白术、苍术可以温化水湿。本药酒适合下肢水肿、麻木不仁，遇阴雨天加重的患者饮用。

# 清热解毒的忍冬藤酒

## 功能

清热，通络，止痛。

## 制法及饮用

准备忍冬藤、络石藤、鸡血藤各 30 克，丹参 15 克，泽泻 15 克。将上述药物装入白纱布袋，放入干净泡酒容器中，加 3000 毫升白酒，密封，浸泡 7～10 天后取酒饮用。每次取 10～30 毫升，温热饮用，每日 1～2 次，可以佐餐服用。

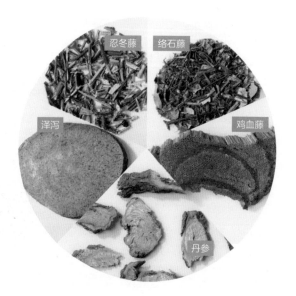

## 药酒点评

忍冬藤为植物金银花的藤，性寒，有清热解毒、疏风通络的作用；络石藤味苦、性微寒，善于祛风通络，凉血消肿。鸡血藤养血活血；丹参活血止痛；泽泻利水，可以使毒素从小便而出。本药酒适合风湿热痹人群服用，可以缓解局部红肿热痛、痛风疼痛等。

# 补肾壮腰的独活寄生酒

## 功能

补肝肾，强筋骨，止痹痛。

## 制法及饮用

准备独活 30 克，桑寄生 30 克，杜仲 45 克，茯苓 30 克，秦艽 30 克，石斛 15 克，黄芪 15 克，熟地黄 15 克，怀牛膝 15 克，肉桂 15 克。将上述药物装入白纱布袋，放入干净泡酒容器中，加 3500 毫升白酒，密封，浸泡 7～10 天后取酒饮用。每次取 10～30 毫升，温热饮用，每日 1～2 次，可以佐餐服用。

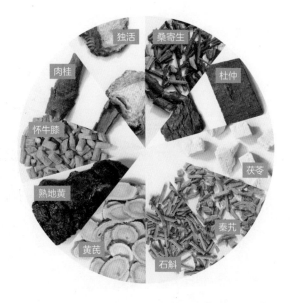

## 药酒点评

本方由独活寄生汤化裁而成，可以用于治疗关节疼痛、肢体麻木、筋脉挛急、腰脚软弱无力等。类风湿关节炎患者适合服用此药酒。

# 养血祛风的天麻当归酒

## 功能

搜风祛邪，养血柔筋。

## 制法及饮用

准备天麻15克，当归15克，川芎15克，熟地黄15克，白芍15克，骨碎补15克，怀牛膝（酒浸切焙）15克，羌活15克，独活15克。将上述药物装入白纱布袋，放入干净泡酒容器中，加3000毫升白酒，密封，浸泡7～10天后取酒饮用。每次取10～30毫升，温热饮用，每日1～2次，可以佐餐服用。

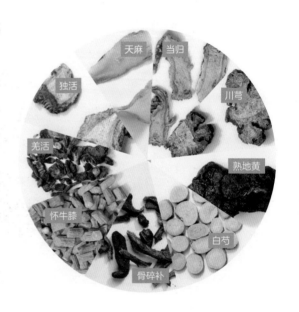

## 药酒点评

天麻既可以息内风，又可以祛外风，加四物汤养血，取"治风先和血，血行风自灭"的方法。骨碎补、怀牛膝补肾，羌活、独活祛风。本药酒养血于内、祛风于外，邪正两顾，燥润相济，可治疗肢体失养出现的诸症，例如皮肤不华、肢体麻木、筋骨无力等。

# 壮阳通络的淫羊藿狗脊酒

## 功能

补肾壮阳，温经通络。

## 制法及饮用

准备淫羊藿20克，狗脊20克，杜仲20克，怀牛膝20克，巴戟天15克，桑寄生15克，肉桂15克。将上述药物装入白纱布袋，放入干净泡酒容器中，加3000毫升白酒，密封，浸泡7～10天后取酒饮用。每次取10～30毫升，温热饮用，每日1～2次，可以佐餐服用。

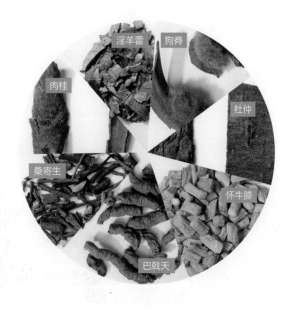

## 药酒点评

大家都知道淫羊藿是壮阳补肾药物，其实它也是一味祛风湿药。狗脊也有祛风湿、补肝肾、强腰膝的作用，善治肾虚腰痛。杜仲、怀牛膝、巴戟天、桑寄生、肉桂，都有补肝肾、强筋骨的作用。所以，全方可以补肾阳，祛风湿，强筋骨，止痛。该药酒最适合肾阳亏虚兼有腰痛者饮用。

# 祛风通络的乌梢蛇酒

## 功能

祛风湿，通经络。

## 制法及饮用

准备乌梢蛇1条、白酒1000毫升，将乌梢蛇放入干净的泡酒容器，倒入白酒浸泡7日，药酒则成。每次饮用10～20毫升，每日1～2次，佐餐服用。

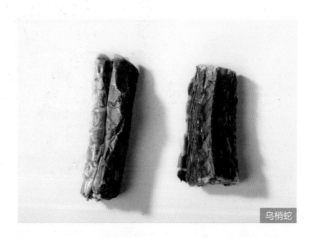

乌梢蛇

## 药酒点评

方剂来源于《本草纲目》。乌梢蛇酒是常见的祛风通络药酒，此酒主治风湿痹痛、肌肤麻木、皮疹、疥癣。

# 化痰活血的全蝎白芥子药酒

## 功能

活血祛痰，搜风通络。

## 制法及饮用

取全蝎10克，白芥子30克，川牛膝30克，川芎30克，红花15克，麝香1克，将上述药物装入白纱布袋，放入干净泡酒容器中，加2500毫升白酒，密封，浸泡7～10天后取酒饮用。每次取10～30毫升，温热饮用，每日1～2次，可以佐餐服用。

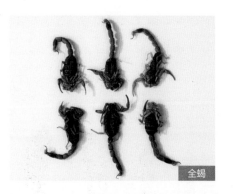

全蝎

## 药酒点评

全蝎具有祛风通络的作用，市售全蝎多有盐分，用时须漂去盐分。白芥子味辛、性温，善去皮里膜外之痰，川牛膝可逐瘀通经、通利关节，川芎、红花有活血止痛的功效。本药酒适宜关节疼痛、腰腿疼痛且遇寒加重的患者饮用。

# 清热活血的地龙酒

## 功能

清热解毒，活血通络。

## 制法及饮用

准备地龙3条、红花15克，将上述药物装入白纱布袋，放入干净泡酒容器中，加1000毫升白酒，密封，浸泡7～10天后取酒饮用。每次取10～30毫升，温热饮用，每日1～2次，可以佐餐服用。

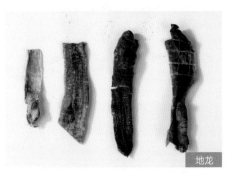
地龙

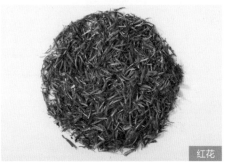
红花

## 药酒点评

地龙味咸、性寒，有清热息风、平喘、通络的作用。红花味辛、性温，有活血化瘀、通经止痛的作用。本药酒性偏凉，适用于治疗热痹、疮疡肿痛或者跌打损伤。